Waking the Tiger: Healing Trauma

ソマティック・エクスペリエンシング入門

トラウマを癒す内なる力を呼び覚ます

ピーター・A・ラヴィーン
Peter A. Levine
アン・フレデリック
Ann Frederick
訳＝花丘ちぐさ
Chigusa Theresa Hanaoka

春秋社

新訳によせて

本書 “Waking the Tiger”《ウェイキング・ザ・タイガー》〔訳注：原題〕は、アメリカで一九九七年に出版された。日本では『心と身体をつなぐトラウマセラピー』という邦題で二〇〇八年に邦訳が刊行された。

本書が執筆されてから三〇年近い年月が経つが、二〇二三年の今となっても、本書の魅力はまったく色あせることなく、トラウマを理解する上での信頼できる手引書となっている。むしろ、この三〇年の間にトラウマの機序に関するさまざまな研究が重ねられてきたことにより、本書に書かれたことに数多くの科学的な裏付けがなされ、そのために本書の内容がより適切なものになっていることは、私にとってもうれしいことだ。過去には、トラウマは個人的に体験する心の傷であり、トラウマを負うことは恥であり、トラウマを克服できないことは個人の心の弱さの問題であるとする風潮があった。しかし、今では、トラウマは社会文化的システムの中に深く刻まれ、世代間伝播することがわかっている。さらには、有機的に身体に刻まれたトラウマは、心身を疲弊させるものであり、個人の生活の質を落とし健康を損なうだけではなく、社会を疲弊させ、世界の安全を脅かす、甚大な公衆衛生上の問題であるということが認知され始めている。このように、現代ではトラウマとその再交渉に関する問題が、世界的な注目を浴びている。したがって、本書の意義は今日さらに高まっていると言える。

もはや五〇年以上前の出来事であるが、私は、本書に書かれたナンシーという女性とのセッションの中で、直感的にトラを想起し、彼女が幼いときに経験した凍りつき体験の解放を行った。そこから私は、トラウマを負い、崩れ落ち、凍りついた人の中の、内なるトラを目覚めさせる《ウェイキング・ザ・タイガー》ことに力を注いできた。残念なことに、世界中を見渡してもトラウマを被っていない国はなく、トラウマを被っていない人もいないだろう。洋の東西を問わず、私たちはトラウマと日々闘いながら生きている。ソマティック・エクスペリエンシング®（SE™）トラウマ療法は、神経生理学的アプローチによって、自然な形でトラウマと再交渉する。この意味で、SE™は文化や宗教の違いに阻まれることなく、すべての人に恩恵をもたらす可能性がある。現に、二〇二三年時点で、世界四四か国でSE™プラクティショナー養成トレーニングが行われている。私は、半生をかけてトラウマの癒しと人々の生活の質の向上をサポートしてきたが、南極以外のすべての大陸にSE™が広がっているのを見ると、大望を成し遂げた思いで、感無量である。余談であるが、なぜ南極でSE™を教えないのかという問いに、「ペンギンにSE™を覚えてもらうのは難しいだろう」と冗談を言うこともある。とはいえ、ペンギンは社会的な動物であり、南極で平和に暮らしているので、すでに互いに有機的に調整を取り合っていることだろう！

それはさておき、日本では、最初の邦訳書が絶版となったために長いこと手に入りにくかったそうだ。それが、日本人として初めてSE™のファカルティ（教授陣）として認定された花丘ちぐさ博士の手によって新しい訳で生まれ変わるということに、私は深い喜びを覚える。新たな訳書の邦題は『ソマティック・エクスペリエンシング入門』とのことだが、本書の立ち位置としてこれほど時宜を得た表題はないと思われる。本書は、私の最初の著書であり、私の原点である。したがって、日本の読者諸氏におかれては、ぜひ本書の内容を理解し、それぞれの臨床に活かし、また自身の、そして家族やクライアントの生活の質の向上のために役立ててもらいたいと思う。

私は遠く日本のことを思うとき、「金継ぎ」という日本の素晴らしい伝統的技法について言及せずにはおれない。日本では、割れた茶器などを、金を使って継ぎ合わせることによって、新たな芸術作品として生まれ変わらせる。人はトラウマを被ると、床に砕け散る陶器のように粉々になってしまう。しかし、SE™の技法を用いて内なるトラを目覚めさせることにより、ばらばらになった心と身体は、次第に潮の満ち干のように呼吸をはじめ、美しくつなぎ合わされ、力が満ちてきて、調和、自己への慈しみ、そして尊厳が徐々に戻ってくる。傷のない茶器はたしかに美しい。しかし、金継ぎを施され、新たな命を吹き込まれた茶器は、歴史と生きることの重みをたたえて、唯一無二の存在感を放つ芸術作品となる。人もまた、癒しを経てこのような存在になるのだ。

私たち人間は、解剖学的にはだいたい似通った神経系を持っている。そこに働きかけていくSE™は普遍的なものである。しかしながら、人間は同時に歴史・文化・社会的な影響の中で形作られていく。そういう意味では、当然のことながら、日本には日本の歴史と文化がある。それは、長く日本に住んでいる人たちでなければ理解できないニュアンスを含んでいるはずだ。したがって日本のSE™は、日本の独自の環境やニーズを反映しながら、ユニークな発展を遂げていく必要があるだろう。その点、初めて日本人のSE™ファカルティが誕生したことは、大きな喜びである。日本のセラピストは、SE™を日本語で学べるようになった。それにより、さらにSE™が日本で広く受け入れられていくであろう。日本人初のSE™ファカルティであるテレサ〔花丘の愛称〕は、日本とアメリカで教育を受け、両方の言語と文化に精通している。ポリヴェーガル理論の提唱者であるポージェス博士からは、テレサは「言語におけるギフテッド」と称賛されている。また、テレサは、日本で逆境的小児期体験を有し抑うつ傾向にある成人に対してSE™を用い、RSA（呼吸性洞性不整脈）などを計測する研究を行い、博士号を授与されている。私は、テレサがかなめとなって、日本においてSE™をさらに発展させていってくれることと期待している。

私は半生をかけて、人々がトラウマによる無用の苦しみから解放されることを願い、SE™の開発と普及にあたってきた。三〇年たった今も、その思いは変わらない。むしろ、昨今の世界情勢を見るにつけ、私はさらに深い憂慮をおぼえている。人々が、身体に刻まれたトラウマの記憶から解放され、その癒しが次の世代へと広がっていくことは、贅沢どころか、人類存続のための急務であるといってよい。読者諸氏は、ぜひ大きな視点からトラウマを捉え、私の仕事を継承していってもらいたい。

二〇二三年一一月　カリフォルニア州エンシニータスにて

ピーター・ラヴィーン

あなたがたがあなたがたの中にあるものを引き出すならば、それが、あなたがたを救うであろう。あなたがたの中にあるものを引き出さなければ、それは、あなたがたを破滅させるであろう。

――『ナグ・ハマディ写本』[1]より

はじめに

私は四半世紀以上、つまり人生の半分を費やして、トラウマの広範な謎を解き明かすことに取り組んできた。私の同僚や学生からは、トラウマという気の滅入るようなテーマに、なぜ燃え尽きることなく没頭し続けることができるのか、とよく聞かれる。じつは、身の毛もよだつような苦悩や「恐ろしい知識」にさらされながらも、私はこの研究に情熱的に取り組み、そこから豊かな滋養を得てきたのである。私は、さまざまな形のトラウマを理解し、癒すことをライフワークとしている。最も一般的なものは、自動車事故やその他の事故、重篤な病気、手術や歯科治療、その他の侵襲的な医療処置、暴行を受けたり、他の人が暴行されるのを目撃したり、戦争、甚大な自然災害を経験したりすることなどである。

私は、物理学や自然科学、哲学、神話、芸術と複雑に関係するトラウマというテーマに限りなく魅了されてきた。トラウマを扱うことで、必要なものも不必要なものも含めて、苦しみの意味を理解することができるようになったのである。そして何よりも、人間の精神の謎を理解する手がかりを得ることができたのだ。このような貴重な学びの機会と、トラウマの癒しがもたらす深い変容に立ち会う特権を与えられたことに感謝している。

トラウマが存在するのは、厳然たる事実である。しかし、トラウマを被ったからといって、それが終身刑の宣告となることはない。トラウマは癒すことができるだけでなく、適切な指導とサポートがあれば、変容させることができるのである。トラウマは、心理的、社会的、霊的な覚醒と進化を促す最も大きな力の一つとなる可能性を秘めている。個人、コミュニティ、そして社会としてトラウマをどう扱うかは、私たちの人生の質に大きく影響する。それは究極的には、私たちが人間という種としてどう生き残るのか、あるいは、生き残れるか否かさえも左右するのである。

トラウマは伝統的に、心理学的・医学的障害とみなされている。現代医学と心理療法は、心と身体のつながりを重要視していると標榜してはいるが、実際のトラウマ治療においては、心と身体のつながりが持つ深い意味を、ひどく過小評価している。歴史上、心と身体の統合の叡智は、世界のさまざまな地域にみられる伝統的な治療技法の哲学的および実践的な基盤を形成してきた。しかし悲しいことに、この叡智は現代のトラウマの理解と治療において、すっぽりと欠落しているのである。

何千年もの間、東洋とシャーマニズムのヒーラーたちは、心身医学にみられるように、心が身体に影響を与えるだけでなく、身体のすべての器官が、心が織りなす諸相を如実に反映していることについて、的確に認識してきた。近年、神経科学と精神神経免疫学の革新的な発展により、心と身体の間の複雑な双方向コミュニケーションに関する確かな証拠が確認されつつある。キャンディス・パートのような研究者は、複雑な「神経ペプチド・メッセンジャー」を特定することで、心と身体が相互にコミュニケーションする多くの経路を発見している。このような最先端の研究は、古来より知られていることを、あらためて証明している。つまり、脳を含む身体の各器官は、それ自体の「思考」「感情」「意思」を雄弁に語っているし、またそれらは互いの声を聞いているのだ。

ほとんどのトラウマ療法は、会話を通して心にアプローチしようとしており、さらに薬物療法で、心の断片に影響を与えようと試みている。この二つのアプローチはどちらも有効である。しかし、トラウマは、身体が果たす本質的な役割を理解しないかぎり、完全に癒されることはない。私たちは、身体がトラウマによってどのような影響を受けるのか、そして身体に残された痕跡を癒すうえで、身体に働きかけることが中心的な役割を果たすべきであることを理解しなければならないのである。この基礎がなければ、トラウマを克服しようとする試みは、限定的、かつ一面的なものとなってしまうであろう。

機械的、還元論的な生命観を超えたところに、知覚し、感じ、知り、息づく有機体が存在している。この生きた身体は、私たちがすべての感覚を持つ生物と共有する大前提であり、私たちの身体には、トラウマの影響から回復するための生得的な能力が備わっていることを私たちに教えてくれる。本書は、身体の持つすばらしい、原初的で知的なエネルギーを利用し、変換することを学ぶことで、私たちが受け取ることができる叡智について書かれている。私たちがトラウマの破壊的な力を克服するとき、生まれながらにして持っている内なる力が目覚め、私たちに叡智を与え、私たちを生きることの達人へと変容させるのである。

一九九五年一〇月　アムトラック鉄道・ゼファー号に揺られて

ピーター・ラヴィーン

ソマティック・エクスペリエンシング入門――トラウマを癒す内なる力を呼び覚ます　目次

新訳によせて　i

はじめに　vii

プロローグ　身体の叡智を認める　3

身体と心　メソッドの発見　癒し手としての身体　本書の使い方

第Ｉ部　癒し手としての身体

第１章　忘れ去られた過去からの影　17

自然の計画　なぜ野生動物に着目するのか？　トラウマは生理現象である　トラウマはエネルギーである

第2章　トラウマの謎　25
トラウマとは何か？　カリフォルニア州チャウチラで　トラウマの謎　トラを目覚めさせる――最初の光

第3章　傷は癒せる　39
トラウマは病気（Disease）ではなく、安らぎのない状態（Dis-ease）である

第4章　未知なる新世界　49
トラウマは終身刑ではない　未知なる新世界　トラウマ！　知らないことが、私たちを苦しめる　トラウマを抱えた人の現実　いやなことは忘れて前向きに生きる　誰がトラウマを抱えるのか？　トラウマの原因

第5章　癒しとコミュニティ　69
癒しへのシャーマン的アプローチ　ソマティック・エクスペリエンシング®　癒しの必要性を認識する　始めよう――精神を身体に呼び戻す

第6章　トラウマを映し出す　79
メデューサ　フェルトセンス　身体に思いを語らせる　有機体に耳を澄ますために、フェルトセンスを用いる　有機体はどのようにコミュニケーションをとるか　感覚と

フェルトセンス　リズム——すべての神の子が持つもの
第7章　動物の体験　105
動物たちもやっている　爬虫類脳の声を聴け！　自然と共に　同調　定位反応
逃げるか、戦うか……あるいは凍りつくか　通常の行動に戻る　動物から学ぶ
第8章　生理はいかにして病理になるのか——凍りつき　123
舞台は整った　大脳新皮質が原因　恐怖と不動化　「入ったときと同じ状態で出てくる」　あたかも死んでいるかのように　累積効果　生理が病理になるまで
第9章　病理はいかにして生理になるのか——凍りつきを溶かす　135
ナンシー再考——はじめのステップ　すべてはエネルギーの問題　マリウス——次のステップ　再交渉　ソマティック・エクスペリエンシング®——段階的な再交渉
再交渉の要素

第II部　トラウマの症状

第10章　トラウマ反応の核心　157

覚醒——上がったものは必ず下がる　何が原因であろうと、トラウマはトラウマ　トラウマ反応の核心　過覚醒　収縮　解離　無力感　そしてトラウマを負う

第11章　トラウマの症状　179

症状　そして私たちはグルグル回る　負のスパイラルから抜け出す

第12章　トラウマを抱えた人の現実　191

見つからない脅威　タイヤー夫人　新しい情報を統合できない・学べない　慢性的無力感　トラウマ的カプリング　トラウマ的不安　心身症状　否認　グラディス　トラウマサヴァイヴァーが予期すること　最終段階

第III部　変容と再交渉

第13章　反復の青写真　211

再演　七月五日午前六時三〇分　気づきの決定的な役割　ジャック　衝撃のパターン　気づきなしには選択肢はない　再演と再交渉の違い　身体という舞台で　追記——時空を超えて

第14章 変容 235

トラウマの二つの顔　天国、地獄、そして癒し――中間地点　流れに任せる――再交渉　マーガレット　何が本当に起こったのか？　再交渉と再演　記憶とは何か　脳と記憶　しかし、それはとてもリアルに感じられる！　それでも、私はサヴァイヴァーであることを誇りに思う　感じる勇気　欲求と癒し　友人たちの助けを借りて

第15章 最後の瞬間――社会的トラウマの変容 269

攻撃に対する動物的アプローチ　人間の攻撃性　なぜ人間は互いに殺しあい、傷つけあい、苦しめあうのか？　トラウマの輪、恩寵の輪　文化的トラウマを変容させる　エピローグか、墓碑銘か？　自然は愚かではない

第Ⅳ部 トラウマの応急処置

第16章 事故後の感情面での応急処置 285

第一段階――事故現場での直後の対応　第二段階――自宅や病院へ移動したあと　第三段階――トラウマへのアクセスと再交渉の開始　第四段階――衝撃の瞬間を体験する　完了まで　事故後の癒しのシナリオ

第17章　子どものための応急処置　297
トラウマの遅延反応　事故や転倒の応急処置　トラウマ反応を解決する　子どもがトラウマを被ったかどうか、どうすればわかるか　ある症例――サミー　トラウマ的遊び、再演、再交渉　子どものトラウマ再交渉のための原則

エピローグ　三つの脳、一つの心　321

謝辞　324
訳者あとがき　326
索引　(1)
参考文献　(6)

医療・科学・健康分野の専門家からの賛辞

どんな人生にも、思いもかけない困難はつきものである。本書を読んで、学んで、人生と癒しのために準備に取り掛かろう。

――バーニー・S・シーゲル（M.D.）
ベストセラー『奇跡的治癒とはなにか』『シーゲル博士の心の健康法』著者

魅せる！　驚きの連続！　トラウマの生理学的な影響と原因についての革命的な探求は、人間の心と人間の行動についての理解を体験的に拡大するものである。トラウマを解決し、癒す方法について、著者が教えていることは、信じられないくらいシンプルである。著者は、トラウマは癒し、解決できるものであることを明確に示している。トラウマは一生背負っていかなければならない終身刑の宣告ではないのだ。専門家も一般人も必読の一冊である。トラウマを理解し、癒すことは、人類を自滅の道から救うことになるだろう。

――ミラ・ローゼンバーグ
トラウマを抱えた子どものためのブルーベリー治療センター名誉会長
Children With Emerald Eyes 著者

本書は、私たちの人生において最も重要な分野の一つである、トラウマの治療に関する刺激的なアイデアに満ちている。本書は、卓越した理性、情熱、そして美しく読みやすい文章で構成されている。ラヴィーン博士の仕事は、広範な意味合い、揺るぎない科学、明確なアイデアに満ちている。これは最も重要な本の一つである。おそらく天才的な作品である。

——ロン・クルツ
The Body Reveals and Body-Centered Psychotherapy 著者

本書は、トラウマを癒すための独創的で科学的なアプローチであるソマティック・エクスペリエンシング®について紹介している。この治療法は、私たちの思考と生理の間の双方向のコミュニケーションに対する理解に根ざしている。ラヴィーン博士は、身体は癒し手であり、トラウマの心理的傷跡は元に戻せるが、それは身体の声に耳を傾ける場合に限られると主張している。

——ステファン・W・ポージェス（Ph.D.）
メリーランド大学人間発達心理学教授
感情調整、ストレス、健康の神経生理学的基盤を研究する研究者

トラウマの迷宮を旅する、まるで叙情詩のような説得力のある本書は、進化論的な洞察と実用的な臨床実践が融合している。ラヴィーン博士のトラウマと変容の理論に引き込まれずにはいられない。これは、病気の治療における心と身体の相互作用というエキサイティングな新しい科学への重要な貢献である。

——ロバート・C・スケア（M.D. 神経学）
ボルダー・コミュニティ病院メイプルトン・センター
リハビリテーションサービス担当メディカルディレクター

ラヴィーン博士は、単に起こったことを追体験するのではなく、起こるべきであった身体のプロセスに関与することで、トラウマを超える方法を知っている。

——ユージン・ジェンドリン（Ph.D.）

――フォーカシング開発者

ラヴィーン博士は、癒しの創造的な最先端に立ち続け、未知の領域に勇気をもって飛び込んだ。そしてつねに一貫して、トラウマへの理解、身体組織のつながり、そしてその癒しについて発展させてきた。本書は、癒しのプロセスを学ぶ人々にとって待望の書である。

――**ドン・ハンロン・ジョンソン**（Ph.D.）

作家、ソマティクス教授

カリフォルニア・インテグラル・スタディーズ

ラヴィーン博士の研究は、トラウマ性ストレス障害の真の原因を見いだし、その結果、トラウマを治療する通常の精神医学や心理学の方法がなぜ限界に達してしまうのかを明らかにした。彼のアプローチは、「フェルトセンスを通じて、問題の生理的根源にアクセスする」ことを可能にする。フェルトセンスの知恵は、私たちに動物の本能と人間の知性を同時に与えてくれる。どちらかが欠けていると、私たちはひとり残らず姿を消すまで対立を繰り返す運命にある。この二つが一緒に働くことで、私たちは、進化の道を進み、より真に人間らしい存在になることができるのである。

――**ドロレス・ラ・シャペル**

ウェイ・オブ・ザ・マウンテンセンター　ディレクター

ディープエコロジー、スキー、太極拳指導者

ラヴィーン博士の仕事は、人質事件や爆弾事件の被害者、その他のテロ事件の被害者、そしてしばしば自らも被害者となるこうした事件の被害者家族に頻繁にみられる、深いトラウマに効果的に対処する手段を提供しており、非常に刺激的である。私は国務省で働き、その後、テロ事件のコンサルタントとして、

忍耐、思いやり、理解という特別な組み合わせが必要であることを学んだ。トラウマになるような経験の層を特定し、それを取り除くことで被害者が癒されるようにするには、臨床的に健全な手順が必要である。このようなトラウマのケースに対処しなければならない人は、本書を読み、ラヴィーン博士の助けを求めるべきである。彼は公式を提示してはいないが、重要な道筋を知っており、それを説明している。

——**テレル・E（テリー）・アーノルド**

元米国務省テロ対策室副室長

The Violence Formula　著者

〔※肩書・所属等は原書刊行当時の情報である。〕

ソマティック・エクスペリエンシング入門——トラウマを癒す内なる力を呼び覚ます

プロローグ　身体の叡智を認める

身体と心

身体の活力を高めたり、低下させたり、制限したり、伸ばしたりするものは、同時に、心の活力を高めたり、低下させたり、制限したり、伸ばしたりする力を持っている。また心の活力を高めたり、低下させたり、制限したり、伸ばしたりするものは、同時に、身体の活力を高めたり、落としたり、制限したり、伸ばしたりする力を持っている。

――スピノザ（一六三二―一六七七）

もしあなたが、誰も説明できないような奇妙な症状を経験しているとしたら、それは、あなたの記憶にすらない過去の出来事に対するトラウマ的な反応から生じている可能性がある。そういう人は、あなたひとりではない。あなたは狂っているわけではない。あなたに起きていることは、合理的に説明できる。また、あなたは取り返しのつかないダメージを受けたわけではないし、症状を軽くしたり、それをすっかりなくしたりすることも可能なのである。トラウマを受けると、心が大きく変化することがわかっている。たとえば、自動車事故に巻き込まれた人は、最初は感情的な反応を強く感じないような作用が起き、また、それが本当に起こったという明確な記憶や感覚が生じないような反応が起きることがある。

こうした解離や否認といった絶妙なメカニズムのおかげで、私たちは致命的な瞬間を乗り切り、安全を感じられるようになったときに、特別な意識状態が自然に緩和されていくのを待つことができる。

同様に、身体はトラウマに深く反応する。身体は、身構えて緊張し、恐怖のために身体を固くし、恐怖の中で無力感を覚えて凍りつき、崩れ落ちる。重大な出来事が過ぎ去り、圧倒されたとき心を保護するための反応が収束し、心の機能が正常に戻れば、身体の反応も正常化するはずである。しかし、この回復のプロセスが妨げられると、トラウマの影響が固定化され、人は心的外傷を抱えるようになる。

従来の心理学は、心に働きかけることでトラウマにアプローチしようとする。しかし、これはせいぜい人間の半分の部分に働きかけているにすぎず、まったく不十分なものである。身体と心をひとまとまりの有機体として扱わなければ、トラウマを深く理解することも、癒すこともできないのである。

メソッドの発見

本書は私が二五年あまりをかけて開発した、トラウマ症状を解決するための自然主義的なアプローチを紹介するものである。私は、PTSD（心的外傷後ストレス障害）を、管理したり、抑え込んだり、適応させるべき病理としてはみていない。PTSDは、自然な回復のプロセスが横道にそれてしまった結果なのである。トラウマを癒すには、自分が生きていて、感じることができ、理解する力を持った有機的存在なのだということを、身体で感じ直す必要がある。これからお伝えする原則は、私がクライアントと一緒にトラウマに働きかけながら、なぜトラウマが起こるのかという原理を追求してきた結果得られたものである。このプロセスの中で、私は、生理学、神経科学、動物行動学、数学、心理学、哲学など、さまざまな分野を探究することになった。当初、私は偶然うまくいく方法に行き当たったが、これは単に幸運のなせる業にすぎなかった。しかし、多くの人々とトラウマ・セッションを重ね、学んだことを洗い直し、自分の知識とトラウマの原理を照らし合わせていくうちに、単なる偶然に頼ることなく、予想どおりの成果を上げることができるようになった。

このような中で、私は、人間に備わった本能的作用の中には、生物学的な深い叡智が含まれており、正しいきっかけを与えられれば、トラウマを癒すプロセスへと導くことができると確信するに至った。現に、クライアントは、自らの本能的な反応に耳を傾けることを学び、癒しへと導かれていった。そして私の探究心は、新たな発見によって実を結んでいった。人々は、症状がどのように作られるのかを理解し、自分の本能を認識し、意識的に本能の働きに従う方法を学ぶことができ、深い安堵を得ることができるようになった。

ソマティック・エクスペリエンシング®（ＳＥ™）は新しいもので、現時点では厳密な科学的研究の対象にはなっていない。このアプローチの有効性を裏付けるのは、かつて充実した生活を送るうえで障害となっていた症状が消えた、あるいは大幅に軽減されたと報告する数百件の個別の事例である〔本書が執筆された一九九五年以降、さまざまな科学的検証が行われており、査読を経た複数の論文がインターネット上で検索可能となっている〕。

私は通常、一対一のセラピーの場で、しばしばＳＥ™と他の方法とを組み合わせてセッションを行う。もちろん、本書は訓練を受けたセラピストとの個人セッションに取って代わることはできない。しかし、本書で紹介する原理と情報の多くは、トラウマの治癒を促進するために利用できると私は信じている。もしあなたがセラピーを受けているのであれば、この本をセラピストと共有することが助けになるかもしれない。もしあなたがセラピーを受けていないのであれば、この本を、自分自身を助けるために使うことは可能である。ただし、限界がある。資格を持った専門家の指導が必要になるかもしれない。

癒し手としての身体

身体は、存在という海の岸辺である。

——イスラム神秘主義スーフィーの教え（作者不明）

本書の第Ⅰ部では、トラウマについて紹介し、トラウマ後の症状がどのように始まり進行するのか、そしてなぜそのような症状が強く持続するのかを説明している。本書は、トラウマに関するさまざまな憶測を取り除き、トラウマを生み出す基本的な生理学的プロセスに関するシンプルで一貫した記述を行い、トラウマの理解の基礎を築くものである。私たちの知性は、しばしば自然な本能を抑圧するが、知性がトラウマ反応を追いやることはない。私たちは、思っている以上に四つ足の仲間に近いのだ。

「有機体」という言葉を使うとき、私はウェブスター辞典の定義に則っている。つまり、「相互依存的で従属的な要素からなる複雑な構造で、互いの属性や関係性が、全体としての機能に大きく左右される」というものだ。有機体とは、骨、化学物質、筋肉、臓器など、個々の部品の総和ではなく、それらのダイナミックで複雑な相互関係から生まれる、全体性を意味する。有機体について研究するときは、身体と心、原始的な本能、感情、知性、スピリチュアリティをすべて一緒に考慮する必要がある。私たちが有機体としての自分自身を体験する手段は、「フェルトセンス〔身体感覚〕」である。フェルトセンスは、私たちが自分自身を感じ、理解するための媒体である。これらの用語は、本書を読み、本書に紹介された演習を行うことで、より明確に理解できるようになるだろう。

第Ⅰ部「癒し手としての身体」では、トラウマとそれを癒すプロセスを自然現象として捉える視点を提供する。私たちが生まれながらにして持っている癒しの叡智に目を向け、それを首尾一貫した全体像に織り込んでいる。私たちが持っている最も原始的な生物学的反応に触れる旅に出るのだ。第Ⅰ部を読み終わるころには、トラウマの症状があるか否かにかかわらず、自分という有機体がどのように動いているのか、そして、活力と幸福感を高め、人生全体の楽しみを高めるために、どのように有機体に働きかけることができるのかを知ることができるだろう。

また、第Ⅰ部では、自分の体験を通してフェルトセンスを知るためのエクササイズを紹介する。こうしたエクササイズは重要である。人間の魅力的な一面がどのように作用しているかを知るには、実際にエクササイズを通して体験する他にはないのである。フェルトセンスの領域に足を踏み入れることは、多くの人にとって、見知らぬ新天地を訪れるようなものである。第Ⅰ部を読み、フェルトセンスを体験するうちに、身体の働きについて語られていることの中には、すでに知っていることも多いことに気づくだろう。

第Ⅱ部「トラウマの症状」では、トラウマ反応の核心的要素、その症状、トラウマを抱えた人が生きる現実について、より深く掘り下げる。

第Ⅲ部「変容と再交渉」では、個人的なものであれ社会的なものであれ、トラウマを変容させるためのプロセスについて説明する。

第Ⅳ部「トラウマの応急処置」では、事故発生後に、トラウマの発症を防ぐための実践的な情報を掲載している。また、幼少期のトラウマについても簡単に触れている。後者のテーマについては、今後の書籍で専門的に取り上げる予定である〔邦訳書は、ラヴィーン&クライン『新訳版　子どものトラウマ・セラピー』浅井咲子訳、国書刊行会、二〇二一年〕。

私は、この本で紹介する情報は私たち全員が理解しておくべき必要不可欠な知識であると信じている。本書の内容は、トラウマの治癒プロセスに関する経験と理解を深め、有機体としての自分自身に対する信頼感を育むのに役立つ。さらにいえば、この問題は、個人と社会の両方のレベルに関わるものである。私たちが生きていくうえで遭遇するさまざまな事象から生じるトラウマが、家族、地域社会、そして国家や世界に重大な損害を与えている。トラウマは自己増殖する可能性がある。トラウマはトラウマを生み、私たちがその伝播を抑制する手段を講じるまで、家族、地域社会、国や世界において、さらには世代を超えて、トラウマは増幅を続けるだろう。現時点では、集団内でトラウマを変容させる試みは、まだ初期段階にある。第Ⅲ部では、私がノルウェーの同僚たちと開発中の、集団を対象としたトラウマの癒しのアプローチについて紹介する。

私は、癒しに取り組んでいる人々には、訓練を受けた専門家の力を借りることを推奨している。本書が、こうした専門家にも役立つことを望んでいる。私たちの生理的なプロセスが、うまく自然な経過をたどることができなかったときに生じる、さまざまな異常な現象を認識できるほどの生理学的な知識を持つ心理療法家はほとんどいない。できれば、本書の情報がトラウマの治療に新しい可能性をもたらしてくれればよいと思っている。私の経験から、現在トラウマを癒すために用いられている一般的なアプローチの多くは、せいぜい一時的な救済にしかならない。トラウマの激しい感情を追体験するよう促すような方法論の中には、有害なものもある。長期的には、カタルシス的なアプローチは、継続的なカタルシスへの依存を生み、いわゆる「偽りの記憶」の出現を促すと私は考えている。トラウマの性質上、カタルシスによる追体験は、癒しよりもむしろトラウマになる可能性が高いのである。

心理療法は、本書のテーマである「ショックトラウマ（衝撃トラウマ）」というテーマをはるかに超えた、広範な問題や課題を扱っている。ショックトラウマは、生命を脅かすような出来事を体験し、効果的に対応する能力が圧倒されたときに起こる。一方、子どものころに継続的な虐待を受け、特にその虐待が家族の中で行われていた場合、トラウマを抱えた人は、「発達性トラウマ」に悩まされることがある。発達性トラウマとは、主に、通常、幼少期の重要な発達期を通して、不適切な養育や指導の結果として生じる心理的な問題を指す。それを生み出す力学は異なるが、残酷な行為やネグレクトは、ショックトラウマから生じる症状に似た状態を生み出すし、虐待や不適切養育は、多くの場合、ショックトラウマと絡み合っている。そのため、発達性トラウマを経験した人は、セラピストのサポートを得て、トラウマ反応と絡み合っている問題を解決する必要がある。

ショックトラウマが、単独で起きた事件や事故によるもので、それ以前にはトラウマを受けた経歴がない場合には、人は、家族や友人とのふれあいの中で、自分で自分を癒す驚くべき能力を発揮する。そのような場合は、本書のエクササイズなどを有効利用してもらいたい。私は本書執筆にあたり、難解な専門用語の使用は避けるようにした。また、両親、教師、保育士など、子どもたちの相談役や模範となる人たちにも本書を熟読していただきたい。子どもがトラウマ的な出来事に直面したとき、彼らを適切に導くことで、子どもたちになにものにも代えがたい贈り物をすることができるのである。また、医師、看護師、救急救命士、警察官、消防士、災害救助隊員など、事故や災害の被害者と日常的に接する人たちは、トラウマを抱えた人たちと接するためだけでなく、自分自身のためにも、本書の情報を役立ててほしい。多くの人が命を落とす場面に、日常的に遭遇することは、それ自体がトラウマ的体験であり、自分自身が犠牲になるのと同様、トラウマを生じさせる可能性がある。

本書の使い方

本書を読むにあたっては、ゆっくりと時間をかけて中身を吸収していってほしい。また、実際にエクササイズを行ってみていただきたい。ゆっくりと、楽な気持ちで試してみるとよいだろう。トラウマは、人体が生み出すことのできる最も強力なパワーの産物である。敬意をもって扱おう。本書をさっと読み流しても、悪いわけではないが、時間をかけてゆっくりと情報を消化していったときに得られるものと同じ効果は期待できないだろう。

もし、本書に書かれていることや、エクササイズによって心がかき乱されるように感じたときは、読むのをやめて、落ち着くのを待つとよいだろう。自分の体験と向き合い、何が起こるか見てみよう。トラウマに関しては、世間ではさまざまな誤解があり、それによってあなたの体験やあなたが自分に向き合うことについて、何か影響があるかもしれない。このようなことが起こったときは、それを認識することが重要である。トラウマに対する自分の反応に注意を向けていれば、有機体であるあなたの身体は、あなたを適切なペースで導いてくれるだろう。

トラウマを癒すには、激しい感情に注目するのではなく、身体の感覚が重要である。自分の中で膨らんでいる感情的な反応に気づき、その感情を、身体が感覚や思考という形でどのように体験しているかを意識してみてほしい。もし、感情が激しすぎる、つまり、怒り、恐怖、深い無力感などが起きている場合は、資格を持った専門家の助けを借りる必要がある。

トラウマを終身刑の宣告と受けとめる必要はない。人間の身体を襲うあらゆる病気の中で、トラウマは最終的に有益であると認識されるかもしれない。なぜなら、トラウマを癒すことで、人生の質を向上させるような変化を引き起こすことが可能だからである。癒しには、必ずしも最先端の薬や精巧な手技、長時間のセラピーが必要なわけではない。トラウマの発生メカニズムを理解し、トラウマの癒しを妨げるメカニズムを特定することを学べば、自分の有機体がどのように自己治癒を試みているのかがわかるようになる。いくつかの簡単な考え方やテクニックを使うことで、この生来の治癒能力を阻害するのではなく、むしろサポートすることができるようになる。ここで紹介するツールは、あなたがトラウマを乗り越え、より充実した、より確かな自分自身の感覚を持って、自分の道を歩み続けるための助けとなることだろう。トラウマはこの世の地獄のようなものだが、トラウマが癒されたときは、それは神々からの贈り物に変容する。その贈り物へと至る道のりは、私たち一人ひとりの英雄的な旅路なのだ。

わたしたちがどこにいてもわたしたちの後ろにいるこの影は、まぎれもなく四本足のものです。

――クラリッサ・ピンコラ・エステス『狼と駆ける女たち』

〔原真砂子・植松みどり訳、新曜社、一九九八年〕

第Ⅰ部

癒し手としての身体

私たちの心には、いまだに暗黒のアフリカや、地図に載っていないボルネオやアマゾン川の流域がある。

——オルダス・ハクスリー

第1章　忘れ去られた過去からの影

自然の計画

インパラの群れが、緑豊かな谷でのんびりと草を食《は》んでいる。突然、風向きが変わり、新しい、しかし嗅いだことのある臭いを運んできた。インパラは風の中に危険を察知し、瞬時に緊張し毛を逆立てる。しばらくは、匂いを嗅ぎ、あたりに目を凝らし、耳を澄ます。脅威が感じられなくなると、リラックスしながらも警戒を怠らず、再び草を食べはじめる。

その瞬間、チーターが密生した灌木から飛び出してきた。インパラの群れは、まるで一つの生命体のように、素早く谷の先の安全な林に向かって一斉に走り出す。一頭の若いインパラが一瞬つまずき、その後、急いで体勢を立て直した。しかし、もう遅い。チーターは一瞬のうちにお目当ての獲物に向かって突進する。狩りをするときのチーターは、時速一〇〇〜一一〇キロで走る。

若いインパラは、チーターが身体に触れるか、触れないかのうちに地面に倒れ、迫りくる死に身をゆだねる。しかし、ケガはしていないようだ。石のように動かないが、死んだふりをしているわけではない。死が迫ったときに哺乳類が共通して体験する、変性意識状態に本能的に入っているのだ。多くの先住民はこの現象を、被捕食動物の魂が捕食動物に明け渡されたのだと考えている。ある意味、それは正しい。

生理学者は、この変性意識状態を「不動」または「凍りつき」反応と呼んでいる。これは、爬虫類や哺乳類が圧倒的な脅威に直面したときにとる三つの主要な反応のうちの一つである。他の二つの反応である「闘争」と「逃走」は、私たちにとって、より身近なものである。しかし、不動反応についてはあまり知られていない。ところが、過去二五年間の私の研究から、人間のトラウマの謎を解明するうえで、この不動反応は最も重要な要素であることが明らかになってきた。

自然は、二つの理由から不動反応を発達させた。一つは、最後の生き残り戦略として機能することである。「死んだふり」といったほうがわかりやすいかもしれない。たとえば、若いインパラがそうだ。チーターは死んだように見える獲物を、他の捕食者に盗られない安全な場所や、子どもに食べさせるために巣に引きずっていく。この間、インパラは凍りついた状態から目を覚まし、チーターが油断している隙に急いで逃げ出すかもしれない。危険がなくなると、インパラは、不動反応の後遺症を文字どおり振り払い、身体を完全にコントロールできるようになる。そして、何事もなかったかのように普段の生活に戻っていくのである。二つ目は、インパラにしても人間にしても、凍りつくことで、痛みを感じない変性意識状態に入る。つまりインパラは、チーターの鋭い歯や爪に引き裂かれるとき、痛みを感じなくてすむのだ。

現代の多くの文化では、圧倒的な脅威を前にして本能に身を任せることを、臆病だと決めつけがちである。しかし、この判断の根底には、不動に対する人間の深い恐怖がある。それは死と隣り合わせの状態であるため、私たちはそれを避けるのである。不動化を避けたいという気持ちは理解できるが、私たちはそのために大きな代償を払うことになる。生理学的にみると、このように自然に不動反応に入る能力、さらには、あとになってそこから抜け出す能力が、トラウマの悪影響を避ける鍵であることは明確である。これは、自然界からの私たちへの贈り物なのである。

なぜ野生動物に着目するのか？ トラウマは生理現象である

耳の中を流れる血液の音が聞こえるのと同じように、私たちの神経系には、この世に生きていた最後の夜に、自分を捕らえた豹の目を見つめていた一〇〇万匹の猿の、闇を引き裂く叫び声が残っている。

――ポール・シェパード[2]

人間のトラウマ症状を癒す鍵は、私たちの生理学にある。逃れられない、あるいは圧倒的な脅威と認識されるものに直面したとき、人間も他の動物も不動反応を起こす。この機能に関して理解すべき重要な点は、それが不随意であるということである。つまり、この反応を司る生理的メカニズムは、私たちの脳や神経系の原始的、本能的な部分に存在し、意識的にコントロールすることはできない。このため、私は野生動物の行動を研究することは、人間のトラウマを理解し、癒すために不可欠だと感じているのである。

人間の脳と神経系の不随意、かつ本能的な部分は、他の哺乳類、さらには爬虫類とほぼ同じである。私たちの脳は、しばしば三位一体脳と呼ばれ、三つの異なる部位が一つになっているシステムから構成されているのである。この三つの部分は、一般的に爬虫類脳（本能的）、哺乳類脳（大脳辺縁系・感情的）、人間脳（新皮質・理性的）と呼ばれている。生命の危機を感じたときに活性化する脳の部位は、動物と共通しているため、インパラのような動物がトラウマを回避する方法を研究することで、私たちは多くのことを学ぶことができる。さらにもう一歩踏み込むと、人間のトラウマ症状を癒す鍵は、野生動物が身体を震わせることで不動反応を通過し、再び完全な動きを取り戻し、機能するようになるときの流動的な適応反応を、私たちが真似できるようになることにあると私は考えている。

野生動物とは異なり、私たち人間は脅威を受けたとき、戦うか逃げるかというジレンマを簡単に解決することができない。このジレンマは、私たちの種が捕食者と被捕食者の両方の役割を担ってきたことに、少なくとも一因があると思われる。先史時代の人々は、狩猟民族であったとはいえ、毎日長い時間、寒い洞窟の中で身を寄せ合い、捕食動物にいつ捕らえられ、屠られるかわからないと思って過ごしていた。

ヒトは、集団で行動するようになり、火を発見し、道具を発明し、それらを狩猟や護身のための武器として使いはじめたことで、生き残る可能性が高まった。しかし、私たちの脳と神経系には、自分はいつ殺されるかわからない獲物なのだという遺伝的な記憶が残っている。インパラのような素早さも、チーターのような鋭い牙や爪もない私たちヒトの脳は、命を守るための行動をとるにあたり、判断に迷うことが多い。この不確実性が、私たちをトラウマに対して脆弱にしているのである。俊敏に飛び回るインパラのような動物は、自分が被捕食動物であることを知っており、どうしたら生き残れるのかを熟知している。彼らは何をすべきかを感じ取り、それを実行する。同様に優美なチーターは、時速一一〇キロで疾走し、鋭い牙と爪を駆使して、誇りに満ちた捕食者然とふるまっている。しかし、人間という動物にとって、捕食者と被捕食者の境界線はそれほど明確なものではない。生命の危機に直面したとき、理性的な脳は混乱し、本能的な衝動を抑え込む。このように、本能的反応を抑え込むことには理由があるのかもしれないが、それに伴う混乱は、私が「メデューサ・コンプレックス」と呼んでいる、トラウマというドラマを呼び込む元凶でもあるのだ。

ギリシャ神話のメデューサのように、人間は死を目の前にしたとき、混乱して不動化し、石に変えられてしまうのかもしれない。文字どおり恐怖で凍りつき、その結果、トラウマ的な症状が生まれるのだ。

トラウマは、現代生活に広く浸透している、厳然たる事実である。軍人や、虐待や暴力の被害者だけでなく、私たちのほとんどがトラウマを負っている。トラウマの原因も結果も多岐にわたるが、それはしばしば私たちの意識から隠されている。たとえば、地震、竜巻、洪水、火災などの自然災害、暴力を体験すること、事故、転倒、重病、愛する人を突然失うなどの喪失、外科手術やその他の避けられない医療・歯科処置、難産、さらには妊娠中に強いストレスを経験することなどがあげられる。

幸いなことに、私たちは本能的な存在であることに変わりはなく、感じ、反応し、熟考する能力を備えている。したがって、最も深刻なトラウマでさえも癒すことができる生得的な力を持っている。そして、私たち地球市民は、戦争や自然災害などの大規模な社会的トラウマについても癒していくことができると、私は確信している。

トラウマはエネルギーである

トラウマ症状は、「トリガー（引き金）」となる出来事そのものが原因ではない。トラウマは、未完了の凍りついたエネルギーの残滓によって引き起こされる。凍りついたエネルギーは、神経系に閉じ込められたまま、私たちの身体と精神に大きな打撃を与える可能性を持っている。PTSDは、長期にわたり人を衰弱させ、憂慮すべき症状を引き起こす。こうした症状は、しばしば奇妙なものであったりする。このような症状は、「不動」または「凍りつき」状態にとどまったままで、そこから出てくるというプロセスを完了できないときに発症する。しかし、平衡状態に戻ろうとするダイナミックで生得的な意欲を引き出し、後押しすることで、凍りつきを溶かすことができるのである。

さて、本題に入ろう。追ってくるチーターから逃げる若いインパラの神経系には、時速一一〇キロのエネルギーがチャージされている。チーターが決定的な一歩を踏み出した瞬間、インパラは倒れ込む。外見上は動かないので、死んでいるように見えるが、その内部では時速一一〇キロのスピードで神経系が猛烈にチャージされているのだ。停止したとはいえ、今インパラの体内で起こっていることは、車のアクセルとブレーキを同時に踏んだときの動きに似ている。エンジンである神経系の内側と、ブレーキである身体の外側のエネルギーの差が、身体の中で竜巻のような激しい乱気流を生み出しているのだ。このエネルギーの竜巻が、PTSDの症状を形成する中心点だ。このエネルギーの力をイメージするために、パートナーと愛し合っているときを想像してみてほしい。オーガズムに達しようとしているときに、突然、何らかの外的要因によって止められたら、どうなるだろうか。そして、その阻止された感覚を一〇〇倍にしてみると、生命を脅かすような体験がもたらすエネルギーの大きさに近づくことができるかもしれない。

脅威を受けたら、人間にしてもインパラにしても、その脅威の中で生き残ろうとして動員されたエネルギーをすべて排出しなければ、PTSDを発症してしまう。この残留エネルギーは、単純に消えるわけではない。そして、不安、抑うつ、心身症、行動障害など、さまざまな症状を引き起こす原因となるのである。これらの症状は、排出されなかった残留エネルギーであるトラウマを、有機体が中に封じ込めようとする試みなのである。

野生の動物は本能的に圧縮されたエネルギーをすべて排出し、残留したエネルギーによる副作用を起こすことはほとんどない。しかし私たち人間は、この分野では不器用だ。この強大な力を解放できないとき、私たちはトラウマの犠牲者となる。このようなエネルギーの解放に失敗すると、私たちはそのエネルギーにとらわれてしまうことがある。炎に引き寄せられる蛾のように、私たちは、トラウマの罠から自分を解放する可能性のある状況を繰り返し作りだすかもしれないが、適切なツールやリソースがないために、ほとんどの人が解放に失敗してしまう。その結果、悲しいことに、私たちの多くは恐怖と不安にさいなまれ、自分自身や自分の世界の中で、十分に安らぎを感じることができなくなるのである。

戦争帰還兵やレイプ被害者の多くは、このシナリオを身をもって体験している。彼らは何か月、あるいは何年もかけて自分の体験を語り、追体験し、怒り、恐れ、悲しみを表現することで、解放を試みたかもしれない。しかし、原始的な「不動反応」から出てきて、残留しているトラウマのエネルギーを解放しなければ、トラウマの迷宮にはまり込み、苦しみを味わい続けることになるのである。

幸いなことに、トラウマの症状を生み出すのと同じ巨大なエネルギーを適切に動員することができれば、トラウマを変容させ、癒し、人生の達人となるのを助け、さらには叡智という新たな高みへと押し上げることが可能なのである。トラウマの解放は、私たちを、潮の満ち引きという流れのある世界、調和、愛、思いやりのある自然界に戻してくれる偉大な贈り物なのである。この二五年間、ありとあらゆる形でトラウマを抱えた人たちと共に過ごしてきた私は、私たち人間には、自分自身だけでなく、トラウマによって疲弊した世界を癒す、生得的な能力があると確信するに至ったのである。

第2章　トラウマの謎

トラウマとは何か？

最近、あるビジネスマンに私の研究について説明したところ、彼は大きな声でこう言った。「私の娘が夜中に泣き叫ぶのは、トラウマが原因に違いありません。私が娘をある心理学者のところに連れて行くと、彼は『ただの悪夢だ』と言いました。でも、ただの悪夢ではないことがわかりました」。彼は正しい。彼の娘は、以前、救急外来で処置を受けたが、そのときにひどく恐ろしい思いをしたようで、その後何週間も、夜中に身体を硬直させ、叫び声をあげた。両親はとても心配したが、叫び声をあげて苦しむ娘を安心させてやることはできなかった。この少女は、入院中にトラウマを被った可能性が非常に高い。

このビジネスマンのように、人生のどこかで不可解なことを経験したり、身近な人に不可解な状態が出現したりしたのを見たことがある人は少なくないはずである。こうした不可解な出来事のすべてがトラウマの症状というわけではないが、多くはたしかにトラウマの症状である。援助職の専門家たちは、トラウマとは何かをしっかりと定義するのではなく、それを引き起こした出来事に対処しようとする傾向がある。そのため、私たちは、トラウマを正確に定義する言葉を持たず、トラウマがあることを認識することが難しいのだ。

心理学者や精神科医がトラウマの診断に用いる公式な定義は、「通常人間が経験することの範囲を超えた、ほとんど誰もが著しく苦痛を感じるような」ストレスの高い出来事によってトラウマが引き起こされるということになっている[3]。

この定義には、次のような特異な体験が含まれている。「自分の生命や身体の安全に対する深刻な脅威、自分の子どもや配偶者、その他の近親者や友人に対する深刻な脅威や危害、自分の家やコミュニティの突然の破壊、事故や身体的暴力の結果、他者が重傷を負ったり、死亡したりするのを目撃すること」。

この説明は、出発点としてはある程度有用だが、曖昧で誤解を招きやすいものでもある。「通常人間が経験することの範囲を超えた」こととは何であろうか。「ほとんど誰もが著しく苦痛を感じる」こととはどのようなことであろうか。こうしたことを誰が判断できるのであろうか。こうしたトラウマの定義は、それなりに意味はあるが、グレーゾーンともいえる、潜在的なトラウマとなる出来事は他にもたくさんある。事故、転倒、病気、手術など、身体が無意識に脅威と感じるような出来事は、通常の人間の経験の範囲を超えるものとして意識されない場合が多い。しかし、それらはしばしばトラウマを引き起こす。また、レイプや、車上から通りすがりに無差別に銃撃《ドライブ・バイ・シューティング》するなどの悲劇は、多くの地域で頻繁に起こっている。これらは通常の体験の範囲内と考えられるかもしれないが、レイプや銃撃はつねにトラウマとなる。

トラウマの癒しは、その症状を認識することにかかっているのである。しかし、トラウマの症状は、大部分が原始的な反応の結果であるため、しばしば認識することが困難である。トラウマの定義などは必要ない。むしろ、トラウマがどのように感じられるかを体験的に理解することが大切なのである。私のクライアントは、次のような体験を語っている。

私は、五歳の息子ジョーイと公園でボール遊びをしていました。するとジョーイがボールを遠くに投げてしまいました。私がボールを取りに行っている間に、ジョーイは別のボールを見つけ、人通りの多い道路に飛び出しました。私が遊んでいたボールを拾おうと手を伸ばしたとき、車のタイヤがブレーキできしむ音が、長く大きく響きわたりました。私は、ジョーイが車に轢かれたのだと瞬時に悟りました。心臓が胃の底に落ちたような感覚に襲われました。全身の血液の循環が止まり、血の気がすべて足元に向かって引いていくようでした。幽霊のように青ざめたまま、私は通りにできた人だかりに向かって走り出しました。足は鉛のように重く感じました。ジョーイの姿は見えませんでしたが、彼が事故に巻き込まれたことは確実で、私の胸は締め付けられ、恐怖で胸がいっぱいになりました。私は人ごみをかき分け、ジョーイの身体の上に倒れ込みました。車は彼の身体を数メートル引きずってから止まったようでした。ジョーイの身体は傷だらけで、血にまみれ、服は破れ、そして、微動だにしませんでした。私はパニックに陥り、無力感を覚えながら、必死で彼の身体を元に戻そうとしました。血を拭き取ろうとしましたが、かえって血を広げてしまいました。引き裂かれた服を元の位置に戻そうとしました。「こんなことが起こるはずはないわ。ジョーイ、息をして。息をしてちょうだい」と私は心の中で叫んでいました。まるで私の生命力が彼の身体に生命を吹き込めるとでも思ったのか、私はジョーイの上に倒れ込み、自分の心臓をジョーイに押しつけました。次第に感覚が麻痺していき、自分自身がその場から遠ざかっていくのを感じました。私はもう、ただ流れに身を任せているだけでした。何も感じられなくなりました。

このような大きなトラウマを経験した人は、トラウマとは何であるかを身をもって理解しており、それに対する反応は基本的で原始的なものである。この不幸な女性の場合、その症状は残酷なほど明確で説得力があった。しかし、多くの人は、もっと微妙な症状を呈する。自分自身の反応を探ることで、トラウマ体験を特定することができる。いったんトラウマが特定されれば、それはまぎれもない感触を持つものである。では次に、明らかに通常の体験の範囲を超えた出来事をみてみよう。

カリフォルニア州チャウチラで

一九七六年、うだるような夏の日、カリフォルニアの小さな町の郊外で、スクールバスに乗っていた五歳から一五歳までの二六人の子どもたちが誘拐された。彼らは二台のスモークガラスに覆われたバンに押し込まれ、廃墟となった採石場に運ばれ、地下の空間に約三〇時間監禁された。最終的には、彼らはそこから逃げ出すことができ、すぐに地元の病院に運ばれた。身体的な傷は治療されたが、精神的な傷については検査もされないまま帰された。二人の医師が診たかぎりでは、子どもたちは「大丈夫」だった。医師たちは、何か問題があるとも思わず、子どもたちの経過を注意深く観察する必要があるということを認識していなかったのである。数日後、地元の精神科医がチャウチラの親たちのために講演を依頼された。彼は、「二六人の子どものうち、一人だけが心理的な問題を抱えている可能性がある」と力説した。彼は、当時の標準的な精神医学の考え方を述べたのである。

この出来事から八か月後、別の精神科医、レノア・テアが、トラウマを抱えた子どもたちの最初の科学的な追跡調査のうちの一つを開始した。その研究には、チャウチラの子どもたちも含まれていた。その結果、二六人のうち一人に後遺症がみられるどころか、逆にほぼすべての子どもたちが、心理的、医学的、社会的機能に深刻な長期的影響を受けていたことがわかった。多くの子どもたちにとって、悪夢はまだ始まったばかりだった。悪夢を繰り返し見たり、暴力的な傾向があったり、人間関係や社会生活に支障をきたすようになっていた。その結果、子どもたちの生活や家族関係は、その後の数年間で、ほとんど崩壊してしまった。そのような中でも特に影響が少なかったのは、一四歳のボブ・バークレイだった。ここでは、トラウマ的な出来事の中で彼に起こったことを簡単にまとめてみた。

子どもたちは、採石場の跡地の数トンもある土の下に埋められたトレーラーの中に閉じ込められていた。まる一日たったころ、一人の子どもが屋根を支えていた木の棒にもたれかかった。すると、その支柱が倒れ、天井が崩れはじめたのだ。このとき、ほとんどの子どもがショックで凍りつき、無気力になり、身動きがとれなくなっていた。事態の深刻さに気づいた子どもたちの何人かが叫びはじめた。このままでは、みんな死んでしまうということに気づいたのである。そのとき、ボブ・バークレイは、もう一人の少年に協力してもらい、脱出のための道を掘りはじめた。ボブのリードで、少年たちは天井を穿ち抜いて採石場に通じる狭いトンネルを掘るのに成功した。

ボブは危機的状況に対応し、脱出を試みながら、活発に動き続けた。他の子どもたちも一緒に脱出したのだが、子どもたちの多くは、そのとき、生き埋めになる恐怖を強く感じたようだった。彼らは、もし「逃げろ」と強く言われなかったら、何もできないままだっただろう。彼らはゾンビのような動きで脱出したのだ。このような消極的な態度は、人質解放を専門に行う軍事作戦チームの隊員も目撃している。いわゆる「ストックホルム症候群」と呼ばれるものだ。このような状況では、人質は、何度も繰り返し動くように説得されないと、脱出しようとしないのだ。

トラウマの謎

ボブ・バークレイは、他の子どもたちを解放したことで、大変な困難を克服した。あの日、チャウチラで、彼はまぎれもなくヒーローだった。しかし、彼の人生にとって、またトラウマに関心を持つ人にとってより重要なのは、他の二五人の子どもたちはひどいトラウマの後遺症を抱えることになったのに、彼は違ったということである。常軌を逸した出来事により、他の子どもたちは完全に圧倒され、無力化されており、不動反応にとどまっていた。しかし、ボブは動き続けることができ、流れを止めなかったのである。子どもたちの中には、恐怖のあまり、実際の危険が去ったあとも、その恐怖に圧倒され、不動化から脱出できない子もいた。

これは、トラウマを抱えた人にみられる共通のテーマである。彼らは、体験したことからくる不安を克服することができないのである。その出来事に圧倒され、敗北し、恐怖を感じたままなのだ。実際、恐怖にとらわれており、自分らしく人生を生きることができない。一方で、同じような出来事を体験しても、まったく症状が現れない人もいる。トラウマが人に与える影響は不可解である。チャウチラの子どもたちも同様だ。どんなに恐ろしいと思える出来事でも、それを体験した人すべてがトラウマを被るわけではない。ボブ・バークレイのように、困難に見事に立ち向かうことができる人がいる一方で、知能も能力も劣っていないようにみえる人が、完全に衰弱してしまうのはなぜだろうか。さらに重要なのは、過去のトラウマの影響ですでに衰弱している人たちに、新たな困難が降りかかったときは、どのような影響があるのだろうか。

トラを目覚めさせる――最初の光

私が初めてトラウマを扱う仕事に取り組んだとき、トラウマは謎に包まれていた。一九六九年、最初の大きな突破口が、まったく予期せぬ形で訪れた。私は、激しいパニック発作に苦しむナンシーという女性を診るよう依頼された。彼女の発作はひどく、ひとりで家を出ることもできないほどだった。彼女は精神科医から紹介されたのだが、その精神科医は、私が癒しに対する身体と心のアプローチに興味を持っていることを知っていた。私のアプローチは、当時はまだ始まったばかりで、よく理解されていない分野だった。精神科医は、彼女にはある種のリラクゼーション・トレーニングが役に立つかもしれないと考えたのである。

しかしながら、リラクゼーションは正解ではなかった。最初のセッションで、私が素朴に、善意をもって、彼女をリラックスさせようとしたところ、彼女は本格的な不安発作に陥った。彼女は麻痺したように見え、呼吸ができなくなった。心臓は激しく鼓動し、次には、ほとんど止まってしまったかのように見えた。私はとても恐ろしくなった。私は誤って地獄の入り口に入り込んでしまったのだろうか。私たちは、ともに悪夢のような発作の中に一緒に入っていった。

私は、恐怖に身をゆだねながらも、なんとかその場にとどまることができた。そのとき、一瞬、トラが飛びかかってくるようなイメージが見えた。そこで私は思わず叫んだ。「ナンシー、大きなトラが追いかけて来る。トラが来るぞ。あの木に向かって走りなさい。木に登りなさい！」。すると驚いたことに、彼女の脚が震え、走るかのように動き出したのである。ナンシーは、断末魔の叫び声をあげた。そのため、そこを通りかかった警察官が何事かと尋ねてきた。幸い、そこに居合わせた同僚が、なんとか警察官に事情を説明してくれた。ナンシーは小刻みに震え出し、やがて大きく震え、嗚咽し、最後は痙攣しはじめた。

ナンシーは一時間近くも震え続けた。彼女は、幼いころの恐ろしい記憶を思い出した。彼女は三歳のとき、扁桃腺摘出手術のために手術台に縛りつけられたのだ。麻酔はエーテルだった。エーテルによくある反応なのだが、彼女は動けず、息苦しくなり、恐ろしい幻覚を見た。この幼いころの体験が、彼女に深い衝撃を与えたのである。トラウマを被ったチャウチラの子どもたちと同じように、ナンシーは脅かされ、圧倒され、その結果、生理的に不動反応から抜け出せなくなっていたのである。つまり、ナンシーの身体は、文字どおり、逃げるという行為が存在しない状態になっていたのだ。このような無力化された状態に陥ったために、ナンシーは、本来の活発な自分らしさを見失い、のびやかな人格も崩壊してしまった。トラウマとなった出来事から二〇年後、それまでは隠れていた微細なトラウマの影響が現れはじめた。ナンシーは、大勢の人でごった返した教室で大学院進学適性試験を受けているときに、ひどいパニック発作に襲われた。その後彼女は、ひとりで家を出るのが怖くなってしまうという広場恐怖症を発症した。この体験は非常に極端で、一見不合理に思えたので、彼女は助けを求めなければならないと思った。

最初のセッションでの急展開のあと、ナンシーは、彼女の言葉を借りれば、「自分を取り戻したような気分」で私のオフィスをあとにしたのである。その後も数回のセッションを続け、彼女はやさしく体を震わせたが、その日経験した不安発作が最後となった。彼女は発作を抑えるための薬の服用をやめ、その後大学院に進学し、広場恐怖症も再発することなく、無事に博士号を取得したのである。

ナンシーと出会ったころ、私は動物の捕食・被捕食行動を研究していた。ナンシーがパニック発作を起こしたときの麻痺と、前章で紹介したインパラに起こった不動状態に類似する点があることに興味を惹かれたのである。被捕食動物の多くは、大きな肉食動物に襲われ、逃れられない状況に陥ると不動反応を起こす。こうした知識があったため、ナンシーとのセッションのときに、空想上のトラが現れたのだろう。それから数年間、私はナンシーの不安発作とトラのイメージに対する彼女の反応の意味を理解するよう努めた。その道のりには、多くの回り道や間違いがあった。

彼女の回復のきっかけとなったのは、幼少期の扁桃腺摘出手術にまつわる強い感情のカタルシスや追体験ではなく、受動的で凍りついたような不動反応から、能動的に脱出に成功するまでのエネルギーの放出だったことが、今では理解できる。トラのイメージは、彼女に生得的に備わった、危険に対して脱出を試みようとする本能的な反応を目覚めさせたのである。ナンシーの体験から得たもう一つの深い洞察は、人が脅威に直面して、逃げおおせるために備わった力は、癒しのためにも使うことができるということである。これは、脅威を体験したそのときだけでなく、何年たっても、同様の力を発揮する。

私は、トラウマを癒すために古い記憶を掘り起こし、その心の痛みを追体験する必要はないということを発見したのである。実際、激しい感情的な痛みは、再トラウマ化を引き起こす可能性がある。症状や恐怖から解放されるために必要なのは、私たちの深い生理的リソースを呼び覚まし、意識的に活用することである。私たちは、脅威には本能的に反応するが、この力を受け身ではなく積極的に活用する方法を知らなければ、痛みの牢獄につながれたままになってしまう。

チャウチラのボブ・バークレイは、自分自身と他の子どもたちを地下から解放する作業に没頭したことで、トラウマの影響が最小限に抑えられた。ボブが全力で脱出を試みたその集中力こそが、彼が他の子どもたちよりもトラウマを受けなかった現象を説明する鍵である。彼はその場で英雄的貢献をしただけでなく、そのあと、未放出のエネルギーや恐怖を抱え込み、何年にもわたって神経系がさいなまれることを防ぐこともできたのだ。

ナンシーも、二〇年の時を経て自らの英雄となった。トラのイメージがわいてきたときに、全力で走ったことで、ナンシーはボブと同じことをしたのである。この反応によって、扁桃腺摘出手術の際に脅威を感じ、可動化された過剰なエネルギーが、彼女の神経系から取り除かれたのだ。彼女は、最初のトラウマから長い年月を経て、英雄的な力を呼び覚まし、ボブ・バークレイのように、積極的に脱出することができたのである。ボブ・バークレイもナンシーも、長期的には同じような経過をたどることになった。二人とも、それぞれ、多くのトラウマ患者を悩ませる衰弱から解放され、自分の人生を歩むことができるようになった。私は、この仕事を進めるうちに、癒しのプロセスは劇的でなく、少しずつ起こるほうが効果的であることを学んだ。私が得た最も重要な教訓は、私たちはみな、トラウマを癒す生得的な能力を持っているということである。

本能的な反応を完了させ、トラウマを乗り越えることができない場合、その未完了のエネルギーは私たちの人生を台なしにしてしまう。未解決のトラウマは、私たちを過度に用心深く、引っ込み思案にさせるか、あるいは、虐待や危険に無分別に飛び込ませ、再体験を繰り返させたりする。このように、トラウマのためにますます苦しい悪循環にはまり込んでしまうのだ。私たちは、永遠の被害者となり、心理療法のセラピールームに通い詰める熱心なクライアントになる。トラウマは人間関係の質を破壊し、性的な経験を歪めることがある。強迫的、倒錯的、暴力的、あるいは、抑制的な性行動は、性的トラウマに限らず、トラウマの一般的な症状である。トラウマの影響は、広範なものであることもあれば、微妙でとらえどころのないものであることもある。トラウマが解消されないと、私たちは「失敗した」「助けてくれると思った人に裏切られた」と感じる。この失敗や裏切りについて、自分を責めたり、他人のせいにしたりする必要はない。問題の解決は、トラウマを癒す方法についての知識を増やすことにあるのである。

トラウマの症状が心理的なものであると同時に生理的なものであることを理解しないかぎり、トラウマを癒そうとする試みはきわめて不十分である。問題の本質は、トラウマが動物の本能の暴走であることを認識できるようになることにある。この本能をうまく利用すれば、トラウマの症状を幸福な状態に変容させることができるのである。

人はすべて行為をその成就にまで続行しなければならない。その出発点がなんであろうとも、終極はすべて美しいはずだ。行為が醜いのは、それがまだ成就されていないからなのだ。

——ジャン・ジュネ『泥棒日記』より

〔朝吹三吉訳、新潮社、一九六八年〕

第3章　傷は癒せる

　若木が傷つくと、木はその傷を取りこむように成長する。木が成長するにつれて、傷は木の大きさに比例して相対的に小さくなっていく。木のこぶやくねった枝は、木が傷つきながらも、長い時間をかけてそれを克服してきたことを物語っている。このように、木は過去と向き合いながら成長していくことで、その絶妙な個性と風格、そして美しさを生み出していくのである。自分を鍛えるためにはトラウマが必要だ、などとは決していわないが、私たちの人生にはトラウマがつきものであることを考えると、この木のイメージは貴重な手本となる。

　人間は何千年も前からトラウマを経験してきたが、専門家や一般の人々の間で広く注目されるようになったのは、ここ一〇年ほどのことである〔本書は一九九五年に執筆されている〕。トラウマは、今や一般的な言葉であり、スーパーマーケットで売られている、スターたちのゴシップ記事が満載された週刊誌でも使われている。今までトラウマは、主に性的虐待と関連付けられてきた。昨今では、専門家の関心が高まり、メディアがセンセーショナルにトラウマについて書きたてているが、トラウマが癒されているという証言はほとんど見当たらない。

統計によると、女性の三人に一人、男性の五人に一人が、幼少期に性的虐待を受けた経験があるとされている。性的虐待の真実が認知されるようになっても、その治癒に必要な条件については、まだほとんど理解されていない。たとえば、トラウマを抱えた人の多くは、自分を被害者として認識し、また、社会からも被害者であるとみられている。これは、癒しの第一歩としては有効だが、いつまでも続くと回復の妨げになる。性的虐待は、多くの形態のトラウマの一つである。その原因が何であれ、ポジティブな枠組みを作ることで、トラウマの影響から回復する可能性は高くなる。独特の美を漂わせる古木のイメージを持つことは、経験を否定したり、自分を被害者やサヴァイヴァーと決めつけたりするよりも、私たちの役に立つことだろう。

トラウマの根源は、私たちの本能的な生理現象にある。そのため、トラウマを癒す鍵は、心だけでなく身体にも存在する。私たち一人ひとりが、その根源を見つけなければならない。そして、人生で最高の恵みの一つである、自由な選択をする権利が、自分にもあることに気づくことだ。トラウマの癒しは、身体の内側に意識を向けることで得られる自然なプロセスである。何年も心理療法を受ける必要もなければ、記憶を繰り返し掘り起こし、無意識から追い出す必要もない。いわゆる「トラウマの記憶」を延々と探し続け、取り戻すことは、有機体に備わった癒しの叡智をしばしば邪魔することになる。

私は、トラウマを抱えた多くの人々を観察した結果、トラウマ後のさまざまな症状は、基本的に、恐怖の中で生理学的反応が中断され、未完了になっていることが原因であるという結論に達した。生命を脅かすような状況下で生じた反応は、それが完了するまでは症状が残る。心的トラウマ後ストレスはその一例である。これらの症状は、反応を完了し、エネルギーが放出するまでは消えない。ボブ・バークレイとナンシーの例（第2章参照）をみてもわかるように、不動状態にあるエネルギーは変容させることができる。この二人は、生き残りのためのエネルギーの生理学的な可動化と放出に成功し、完全な活力を取り戻すことができた。

鳥は、空と間違えて窓ガラスに衝突することがある。そのようなとき、鳥は、気絶しているか、死んでいるかのように見える。ガラスに衝突した鳥を見た子どもは、傷ついた鳥を放っておくことはできないだろう。好奇心や心配、助けたいという気持ちから、鳥を手に取ってみるかもしれない。子どもの手の温もりは、鳥が正常な機能を取り戻すのを促進する。鳥が震えはじめるのは、周囲の環境に再度適応しようとしている徴候でもある。少しよろめき、バランスを取り戻そうとし、周囲を見回すこともある。ケガをしておらず、震えから再適応へのプロセスを中断することなく続けられるなら、鳥はトラウマになることなく、不動化状態を乗り越えて飛び立つことができる。震えが中断された場合、鳥は深刻な後遺症を発症する可能性がある。鳥が生命の徴候を示しはじめたときに、子どもが鳥をなでたりすると、再適応のプロセスが中断され、再びショック状態に陥ってしまう可能性がある。放出のプロセスが繰り返し妨害されると、ショック状態が長く続くことになる。その結果、鳥は自分の無力さに圧倒され、怯えて死んでしまうかもしれないのである。

ヒトの場合、凍りつき反応のエネルギーを放出できなかったからといって、滅多に死に至ることはないが、そのかわり、後遺症に苦しむことになる。トラウマを抱えた帰還兵、レイプ・サヴァイヴァー、虐待を受けた子ども、インパラ、そして鳥など誰もがみな、圧倒的な状況に直面したことがある。そのとき、もし戦うか逃げるかを選択することができなければ、凍りつくか失神するだろう。そのエネルギーを放出することができた場合は、回復する。動物はトラウマになるような出来事を体験しても、日常的に凍りつき反応を克服している。しかしヒトは、不動化からうまく抜け出すことができずに、ますます衰弱を招く数々の症状に悩まされる。トラウマを克服するためには、鳥が子どもの手の温もりに包まれるように、静けさや安全や、保護されることが必要である。私たちには、友人や親族、そして自然からのサポートが必要なのだ。このようなサポートとつながりがあれば、私たちは、自然なプロセスを信頼することができ、その結果、トラウマ反応を完了し、全体性を取り戻し、そして最終的には平和へと導かれていくのである。

『レナードの朝』、『妻を帽子と間違えた男』、『サックス博士の片頭痛大全』〔邦訳はすべて早川書房〕の著者、オリバー・サックスは、これらの著書の三分の一を、患者たちの切実な発作の描写に費やしている。片頭痛は、神経系のストレス反応であり、トラウマ後の凍りつき反応とよく似ており、また、しばしばトラウマと関連している。サックスは、毎週片頭痛を繰り返す数学者の興味深いエピソードを紹介している。水曜日になると、その数学者は神経質になり、イライラするようになる。木曜日か金曜日には、ストレスが悪化し、仕事ができなくなる。土曜日になると、彼は非常に興奮し、日曜日には本格的な片頭痛の発作が起こる。しかし、その日の午後には、片頭痛は治まり、消滅してしまう。片頭痛が治まったあと、その人は創造的で希望に満ちた復活を体験する。月曜日と火曜日には、彼はリフレッシュし、若さを取り戻し、気持ちも新たになる。落ち着きがあり創造的な彼は、水曜日まで効率よく仕事をこなす。しかし水曜日になると、またイライラが始まり、同じサイクルが繰り返される。

サックス博士は、この患者の片頭痛の症状を薬で緩和することで、この人の創造性の源も封じ込めてしまったことに気づいた。博士は、「彼の片頭痛を『治した』とき、数学も『治して』しまうのだ。病理と一緒に、創造性も消えてしまった」と嘆いている。サックス博士は、片頭痛発作のあと、この患者が穏やかな汗をかき、大量の尿を排泄することを知り、この現象を生理的カタルシスと名付けた。このような反応は、薬物療法を受けたときには起こらなかった。同様に、トラウマの解消と癒しには、穏やかな玉のような温かい汗が伴うことが多い。不安な悪寒から興奮、そしてしっとりとしてピリピリするような温かい波へと移行するとき、生来の治癒能力を持つ身体は、深く凍りついたトラウマが作り出した氷山を溶かしていく。トラウマの症状からくる震えなどの身体感覚を体験することで、不安や絶望が創造の源へと変容するのである。

トラウマの症状の中には、その建設的な変容に必要なエネルギー、潜在能力、リソースが秘められている。症状を抑えるために薬物を使用したり、調整やコントロールを重視しすぎたり、感情や感覚を否定したりなかったかのように扱ったりすると、創造的な癒しのプロセスはブロックされてしまう。

トラウマは病気（Disease）ではなく、安らぎのない状態（Dis-ease）である

一九九二年の『ニューヨーク・タイムズ』の記事「治癒不可能な傷“Wounds That Can Not Heal”」の中で、すぐれた人気科学作家であるダニエル・ゴールマンは、トラウマは不可逆的な病気であるという一般的な医学的見解を伝えている。プロザックという薬は、何にでも効くといわれているが、この「脳の病気」に関しても、何でも治してしまう魔法の丸薬が発見されることが期待されているというのだ。ゴールマンは、イェール大学の精神科医であるデニス・チャーニー博士の言葉を引用している。

それが戦闘の絶え間ない恐怖であろうが、ハリケーンに巻き込まれたのであろうが、自動車事故であろうが、すべての制御不能なストレスには、まったく同じ生理的インパクトがある。破壊的なトラウマの犠牲者は、生理的にがらりと変わってしまうのだ（強調はラヴィーンによる）。

トラウマに直面したときは、流動的で適応的な生理反応が起これば理想的である。かたくなであったり、不適応なものではないほうがよい。不適応な反応は必ずしも病気（Disease）ではなく、軽度の不安から完全な衰弱にいたるまでの、さまざまな不快感をもたらす安らぎのない状態（Dis-ease）と呼ばれるものである。不適応状態の中にも、回復の可能性を持った潜在的なエネルギーは存在し、それを活用することで、安らぎと完全な機能を回復することができるのである。もしこの

閉じ込められたエネルギーが動くことを許されず、トラウマが慢性化すると、心の平静を保ち、健康を取り戻すのに、多くの時間やエネルギーが必要になることがある。

同じ『ニューヨーク・タイムズ』の記事で、ゴールマンは別の研究者であるネメロフ博士の言葉を引用している。

ショッピングモールの駐車場で車がバックファイア〔不完全燃焼したガスがエンジン内に逆流し、爆発音がする〕を起こしたら、トラウマを受けたときと同じ感覚があふれ出す。汗が吹き出し、恐怖を感じ、寒気がして震え出すだろう。

この研究者が提案する次のステップは、こうした震えの反応を抑え込む薬を開発することである。薬物は、トラウマを抱えた人が安定するための時間稼ぎには有効かもしれない。しかし、ストレスに対してバランスをとろうとする身体の反応を抑制しようとして長期間使用すると、治癒を妨げることになる。生理的に意味のある行動を完了させるために、有機体は、動物界全体にみられるような自発的な震えを必要とする。一九八二年のナショナルジオグラフィックの映像作品「ホッキョクグマの警告」では、この現象がはっきりと確認できる。北極に生息するホッキョクグマ保護のために、ホッキョクグマに鑑札をつける作業が行われた。あるホッキョクグマは、その作業のためにヘリコプターで追いかけられ、麻酔銃で撃たれた。麻酔から覚めたあと、このホッキョクグマは、長時間にわたって震え続け、やがて元の状態に戻った。

サックス博士が片頭痛を薬で抑え込もうとしたように、医学では、トラウマを病気とみなし、人体に備わった自然で創造的なプロセスを抑制しようとすることが多い。回復反応が薬物によって抑制されていようと、凍りついた恐怖の中に閉じ込められていようと、意志の力によってコントロールされていようと、生来の自己調整能力は横道にそらされている。

一般に信じられているのとは逆に、トラウマは癒すことができる。それも、多くの場合、長時間のセラピーを受けることも、つらい記憶を呼び覚ますことも、薬に頼り続けることもなく、治癒することができるのである。私たちは、過去の出来事を変える必要はないし、変えることもできない。これは受け止めなければならない現実だ。しかし、古いトラウマの症状は、エネルギーが閉じ込められたままになっていることと、そのために解放の機会が失われてきたということを意味する。今を生きる方法を学べば、過去は問題ではなく、すべての瞬間が新しく創造的なものになる。私たちはただ、現在の症状を癒し、前進するだけでよいのである。癒しの瞬間は、過去にも未来にも、内にも外にも、さざ波のように広がっていく。

トラウマは、癒すよりも予防するほうが容易だ。本書で紹介されている情報やツールを使えば、潜在的なトラウマ体験の影響を防ぐことができ、その後の脅威的な状況に対する回復力《レジリエンス》を高めることができるのである。多くの場合、ここに紹介されているツールやアイデアは、長年のトラウマの症状さえも、人生を肯定する体験に変えるのに役立つ。これらのテクニックは、リスクにさらされている子どもや配偶者、友人と一緒に用いることで、ポジティブなサポートネットワークを作ることができる。もちろん、人によっては、トラウマの症状が重く、回復を助けるために適切な薬物療法を含む専門家の助けが必要な場合があることも認識しておく必要がある。そのようなサポートを求めることを恥じたり、自分をだめな人間だと思う必要はない。主治医やセラピストがあなたに最適なサポートを提供できるよう、本書を共有するのもよいだろう。

第4章　未知なる新世界

トラウマは終身刑ではない

トラウマを被ると、さまざまな症状に見舞われる。フラッシュバック、不安、パニック発作、不眠、抑うつ、心身症、閉塞感、コントロールできない激しい怒り、破壊的な行動の繰り返しなど、しばしば奇妙な症状が起こる。かつては健康だった人が、比較的短期間に起こった出来事の結果、「狂気の淵」に追いやられることがあるのだ。トラウマというと、戦争体験者や子どものころにひどい虐待を受けた人を思い浮かべる人が多いと思う。

トラウマは、ほとんどの人がその存在に気づかないほど、ありふれたものになっている。トラウマは誰にでもある。あとからPTSDを発症するか否かは人それぞれだが、それでも私たちの誰もが、人生のある時期にトラウマ的な体験をしたことがあるはずだ。トラウマの症状は、きっかけとなる出来事のあと何年も潜伏していることがあるため、トラウマを抱えた人の中には、まだ自覚症状が現れていない人もいる。

トラウマは、その原因も症状も、きわめて広範で多様である。今日、トラウマは、一見何の害もないと思われるような出来事によって引き起こされることもある。しかし、トラウマと一生付き合う必要はないのである。トラウマは癒すことができ、さらに予防することも容易である。トラウマの最も奇妙な症状は、私たちの自然で生物的な本能の導くままに任せておけば、解決することができる。そのためには、自分自身のことを理解し、自分を感じるまったく新しい方法を学ぶ必要がある。ほとんどの人にとって、それは見知らぬ新天地で生活するようなものになるだろう。

未知なる新世界

ではここで、読者諸氏を、かつて爬虫類だけが棲息していた、暗い太古の時代にご案内しよう。この原始の世界は、今も私たちの中に息づいている。この原始の世界には、私たちの最も貴重な個人的リソースが残っている。しかし、私たちの多くは、この原始的なリソースを無視し、テクノロジーがもたらす利点のみに頼るように教えられている。私たちは、自分の大切な部分を放棄していることに気づかないまま、この解決策を受け入れることを選択するのである。おそらく私たちは、自分がこのような選択をしていることにすら気づいていないのかもしれない。

ヒトはかつて、野山を歩き回り、木の根や実を集め、野生動物を狩り、洞窟で暮らしていた。そのころ、私たちの存在は自然界と密接に結びついていた。毎日、毎分、毎秒、私たちは自分や家族、仲間を、捕食動物やその他の危険から守るために、注意を怠らず、しばしば自分の命さえも危険にさらしてきた。皮肉なことに、先史時代の人々が日常的に直面していた生命を脅かす出来事が、現代の私たちの神経系を形作っている。したがって私たちは、生存が脅かされると感じれば、ただちに全力で反応するようになっている。今日でも、この自然な能力が発揮されると、私たちは爽快で生き生きとし、力強く、広がりを感じ、エネルギーに満ちあふれ、どんな困難にも挑戦する準備ができたと感じるのである。脅威を感じることで、私たちの最も深いところにあるリソースが働き、人間としての可能性を最大限に発揮することができるのだ。その結果、私たちの精神的・肉体的な健康は増進されるのである。

しかし現代の生活では、私たちがこの強靭な能力を発揮する機会はほとんどない。今日、私たちの生存は、迫りくる危機に即座に反応する能力よりも、むしろ考える能力を開発することにますます依存するようになってきている。その結果、私たちの多くは、自然で本能的な自己、特に、蔑むことなく誇りを持って「動物」と呼べる部分から、切り離されてしまっている。私たちが自分自身をどのように見ているかにかかわらず、最も基本的な意味では、私たちは文字どおり人間という動物なのだ。私たちが今日直面している基本的な問題は、比較的短期間で発生したが、私たちの神経系の変化はそれよりもはるかに遅れている。自然体でいることができる人ほど、トラウマを克服しやすいというのは、偶然ではない。この原始的で本能的な自己のリソースに簡単にアクセスすることができなければ、人間は自分の身体と魂を疎外することになる。私たちの多くは、自分が動物だということに気づいたり、実感したりすることはないだろう。しかし、本能や自然な反応のままに生きていないがゆえ、私たちは完全な人間でもなくなっているのである。動物でもなく、人間でもない宙ぶらりんな状態は、さまざまな問題を引き起こすが、その一つがトラウマを受けやすいということである。

健康でいるためには、私たちの神経系と精神は、困難に直面し、その困難を成功裏に克服するという体験を持つことが必要である。この欲求が満たされないとき、あるいは挑戦しても勝利できないとき、私たちは活力を失い、人生を十分に楽しむことができなくなるのである。戦争、虐待、事故、その他のトラウマ的な出来事に打ちのめされた人々は、より深刻な後遺症に苦しむ。

トラウマ！

トラウマが生み出す問題の深刻さに疑義をさしはさむ人はほとんどいないが、では、実際どれだけの人がトラウマの影響を受けているのかを知ることは難しい。一〇〇〇人以上の男女を対象にした最近の調査では、四〇％の人が過去三年間にトラウマとなるような出来事を経験したことがあることがわかっている。その多くは、レイプや身体的暴行、重大な事故、他者が死傷するのを目撃することなどであった。米国のホームレスの三〇％は、PTSDに苦しむベトナム帰還兵だと考えられている。七五〇〇万人から一億人のアメリカ人が、幼少期に性的・身体的虐待を受けた経験があるといわれている。保守的な米国医師会（AMA）ですら、既婚女性の三〇％以上、妊婦の三〇％が配偶者から暴力を受けた経験があると推定している。計算上、九秒に一人の女性が夫や恋人から殴られていることになる。妊婦への暴力は、胎児にもトラウマを与える。

戦争と暴力は、この惑星に生きるほぼすべての男性、女性、子どもの生活に影響を及ぼしている。ここ数年〔一九九七年当時〕では、ハリケーン「ヒューゴ」「アンドリュー」「イニキ」、中西部とカリフォルニアの洪水、オークランド火災、ロマ・プリエタ、ロサンゼルス、メキシコシティ、カイロ、神戸の地震など、自然災害によって地域全体が全滅したり荒廃したりしている。これらの出来事によって影響を受けたすべての人々は、いまだに危険にさらされているか、すでにトラウマに苦しんでいる。

その他にも、トラウマ的な症状を抱えているにもかかわらず、気づかれない人が大勢いる。たとえば、成人の一〇～一五％がパニック発作、原因不明の不安、恐怖症に悩まされている。医師の診察を受ける人の七五％は、器質的な原因が見つからないため、心身症と診断されている。研究を続けるうちに、私は、このような人々の多くが、少なくとも症状の一因となるトラウマ的な履歴を持っていると考えるに至った。うつ病や不安症は、精神疾患と同様に、トラウマ的な前兆を持つことが多い。トラウマの分野で著名な研究者であるベッセル・ヴァン・デア・コークが行った研究によると、ある大型の精神病院の患者には、トラウマとの関連が疑われる症状が多くみられたという[4]。これらの症状の多くは、当時、誰もその重要性を認識していなかったため、見過ごされていた。

今日、性的、身体的、精神的な虐待や、暴力や危険にさらされると、人生が根本的に変わってしまうということが知られている。しかし、一見何も害がなさそうにみえる多くの状況が、じつはトラウマを引き起こしうるということは、ほとんど知られていない。トラウマの影響は広範囲に及び、しかも隠れていることがある。研究を進めるうち、前述のような明らかにトラウマ的な出来事だけでなく、ごくありふれた日常の出来事も、行動や心身に関わる問題、活力の欠如など、じつにさまざまな症状を引き起こしうることがわかってきた。

日常的な出来事でも、戦闘を経験した兵士や幼少期の虐待のサヴァイヴァーが経験するのと同じように、トラウマ的な後遺症が残ることがある。トラウマの後遺症は、その原因となった事件の直後に明らかになるとは限らない。何年も、あるいは何十年もかけて症状が蓄積され、眠ったままになっていることもある。そして、ストレスがかかったり、別の事件を体験したりしたあと、前触れもなく症状が現れることがある。また、元の原因がわからない場合もある。このように、一見些細な出来事から、大災害に見舞われたときに起こるような激烈な症状が突然発生することがある。

知らないことが、私たちを苦しめる

トラウマに関しては、知らないことが私たちを苦しめることがある。自分がトラウマを抱えていることを知らなければ、トラウマ由来の問題を防ぐことはできない。しかし、トラウマとその治療方法については、現在、信じられないほどの誤った情報や神話が存在している。そのような迷路にはまり込んでしまったら、トラウマの存在を否定したくなるのも無理からぬことではある。

トラウマの症状に対処するだけでも大変なのに、なぜこのような症状が出ているのか、こうした症状はこの先も消えることはないのか、といった不安も加わってくる。不安はさまざまな理由で現れる。特に、あなたの配偶者や友人、親戚が「そろそろいやなことは忘れて、人生を前向きにやり直したらどうだ」と、そろってあなたに変化を求めてきたときには、深い心の痛みを覚えるだろう。彼らは、もういいかげん自分の過去と折り合いをつけるべきだろうと思い、あなたに昔のように普通にふるまうことを望むのだ。また、トラウマの症状を緩和するためには、薬物療法や心理療法を一生続けるほかないなどと誤ったアドバイスをされた場合は、絶望感や無力感を覚えるだろう。自分の症状があまりに奇妙なため、同じような経験をしている人はいないと信じ込み、自分の症状について誰かに話すことを考えると、疎外感や恐怖が生じることがある。また、自分の症状を話しても誰も信じてくれないのではないか、自分はおかしくなっているのではないか、という疑いが生じることもあるだろう。さらに、原因不明の痛みの原因を探るために専門医を訪ね歩き、三回、四回と検査や処置を受け、そして最終的には原因を探るための手術を受けることになり、医療費がかさむというストレスもある。器質的原因が見つからないので、医師から心気症だと診断されてしまうこともあるだろう。

トラウマの症状を解釈するとき、間違った結論に飛びつくと、壊滅的な打撃を受けることもある。症状を正しく読み取ることができないと、幼少期に性的、身体的、あるいは儀式的な虐待を受けていたと思い込まされてしまうこともある。そのような場合は、有害な結果を招くことがある。私は決して、幼少期の虐待がないなどと言いたいわけではない。社会のあらゆる層で、大勢の子どもたちが日々、理不尽な虐待を受けている。その多くは、大人になるまで、その虐待を覚えていない。しかし、あとの章で説明するように、トラウマのメカニズムのために、いかにも現実に起こったようにみえて、実際には起こらなかった過去の出来事について、恐ろしく奇妙な「記憶」が作り出されてしまうことがある。

トラウマ、トラウマの治療方法、そしてトラウマを負った人の回復の見通しに関しては、驚くほど数々の誤った情報がある。トラウマの専門家でさえも、それを理解していない人が多い。必然的に、こうした誤った情報が、不安とさらなる苦痛をもたらす。

トラウマを抱えた人の現実

私たちはみな、言葉で説明してもうまくいかなかった体験があるだろう。そんなときは、「どうせわかるわけないさ。実際にそこにいたのでもないかぎりね」と肩をすくめて、やりすごしてきたのではないだろうか。トラウマとは、そのような体験である。トラウマを抱えた人が体験する苦悩は、言葉では正確に伝えることができない。言葉では言い表せないほどの激しさがあるのだ。トラウマを抱えた人の多くは、他の人と共有することのできない、その人だけの地獄に生きていると感じている。これは完全に真実だとはいえないが、ある意味真実である。ここでは、深刻なトラウマを持つ人々が、どのようなことに悩んでいるのかを要約して紹介しよう。

私は、あらゆることが怖い。朝、ベッドから出るのが怖い。家の外を歩くのも怖い。死が怖い。私いつか将来的には死ぬだろうということではなく、数分以内に死んでしまうように感じるのだ。私は、怒りが怖い。自分の怒りも、他者の怒りも怖い――たとえ怒りが存在しないときでも。私は、拒絶や見捨てられることが怖い。私は、成功も、失敗も怖い。毎日、胸が痛くなり、手足がしびれたり痛んだりする。生理痛のような痛みから激痛まで、ほとんど毎日のように激しい腹痛が起きる。ほとんどの時間、とにかく痛い。このままでは生きていけない気がする。頭痛がする。つねに緊張している。息切れがして、心臓が早鐘を打ち、自分がどこにいるのかわからずパニックを起こす。いつも身体が冷えていて、口が渇く。物を飲み込みづらい。気力や意欲がわかず、何かをやり遂げても満足感がない。毎日、圧倒され、混乱し、喪失感に襲われ、無力で、絶望的な気持ちになる。怒りとうつの爆発をコントロールできない。

いやなことは忘れて前向きに生きる

痛かったら隠せばいい。

——マイケル・マーティン・マーフィーの歌「カウボーイの理屈」より

トラウマに伴う症状や感情は極端であるため、トラウマを抱える人自身も、またまわりの人たちも、この強烈な反応に反発し、抑え込もうとする。残念ながら、このような相互否認が、私たちの癒しを妨げてしまうのである。私たちの文化には、トラウマを被った人々が感情的な弱さを抱えてしまうことに対する寛容さが欠けている。感情的な出来事に対処するための時間は、ほとんど与えられていない。私たちは日常的に、圧倒されるような状況のあと、早く回復して適応するよう、理不尽な圧力をかけられているのである。

否定（否認）は、私たちの文化において、決まり文句になっている。このような言葉を幾度聞いただろうか？「もう終わったことなのだから、しっかりしなさい」「過去のことなど忘れなさい」「そんなことは笑い飛ばしてしまえ」「いいかげん、人生をやり直すときだ」。

誰がトラウマを抱えるのか？

危険や脅威に直面したときに適切に対応する能力は、さまざまな要因によって決まる。

出来事そのもの

それは、どのくらい脅威なのか？　どのくらいの時間、続くのか？　どれくらいの頻度で発生するのか？　強烈で継続的な脅威となる出来事は、最大の難題となる。多少の猶予があったとしても、深刻な脅威となる出来事が繰り返し起きるときは、同様に困難である。私たちが持つ、なんとか生き延びるためのリソースを超えるようなトラウマを与える出来事として、最も一般的な例としては、戦争や幼少期の虐待がある。

トラウマ的出来事が起こったときの、その人の状況

家族や友人によるサポートがあったか、あるいはなかったかは、私たちに劇的な影響を与える可

能性がある。また、体調不良、継続的なストレス、疲労、栄養不良による影響も大きい。

個人の身体的特徴

体質的に、あるいは遺伝的にストレスに強い人がいる。体力、スピード、総合的な健康状態も、状況によっては重要になることがある。さらに重要なのは、その人の年齢や生理的発達の度合い、回復力である。寒い部屋にひとり取り残されることは、乳児にとっては圧倒される体験であり、幼児にとっては恐怖であり、一〇歳の子どもにとっては苦痛であり、思春期の青年や成人にとっては軽い不快感と認識される。

習得した能力

乳幼児や子ども、あるいは脅威となるような状況に対処するための経験やスキルが不足している人は、トラウマを被りやすいといえる。前述の例では、思春期の青年や大人は、寒さや孤独に耐えることができる。さらには、悪態をついたり、暖房のスイッチを探したり、部屋から出ようとしたり、セーターを着たり、腕をさすったりすることができる。程度の差こそあれ、こうした選択肢は幼い子どもや乳児にはない。このような事実から、トラウマ反応はしばしば幼児期にさかのぼることができる。トラウマ反応は、それを誘発した出来事が他の人から見て軽微であるか重大であるかは関係なく、その人にとって大きな影響を与えうることを覚えておくことが重要である。

体験にもとづいた、危険に対処する能力の個人的感覚

自分には危険から身を守る能力が十分にあると感じている人もいれば、何か起きたらひとたまりもないと思っている人もいる。この自信の感覚は重要であり、脅威となる状況に対処するための利用可能なリソースの多寡によって完全に決定されるわけではない。これらのリソースは、内的なものと外的なものがある。

外的リソース――環境が提供する安全な場所、たとえば、背の高い頑丈な木、岩、狭い隙間、よい隠れ場所、武器、頼もしい友人などは、私たちの発達レベルによって、それを利用できるようであれば、内なるリソースを持っているという感覚に寄与する。子どもにとって、外的リソースとは、虐待せず、敬意をもって子どもに接する大人のことかもしれないし、虐待が起こらない安全な場所のことかもしれない。特に子どもにとっては、動物、木、ぬいぐるみ、あるいは天使など、さまざまな形のリソースが存在しうる。

内的リソース――内的には、人が経験する自己の感覚は、複雑なリソースの配列によって影響を受ける。これらのリソースには、心理的姿勢や経験が含まれるが、さらに重要なのは、生得的な行動プログラムとして知られる、有機体に深く埋め込まれた本能的な反応である。人間を含むすべての動物は、生存の可能性を高めるために、これらの本能的な解決策を使用している。これは、私たちの基本的な生物学的反応である食事、休息、生殖、防衛などをすべて支配する、あらかじめ設定されたプログラムのようなものである。健康な人の場合、脅威を感じるたびに、神経系がこれらの生得的な防衛行動プログラムを前面に出す。たとえば、偶然自分のほうに飛んできたボールから身を守るために、無意識にさっと腕を上げたり、低く垂れ下がった枝にぶつかりそうになったら、とっさに身をかがめたりするようなことである。生得的な行動プログラムには、闘争反応と逃走反応も含まれる。

もっと複雑な例として、ある女性からこんな話を聞いたことがある。暗闇の中を歩いていたところ、道の正面から二人の男が近づいてくるのが見えた。その二人の様子にどことなく違和感を覚え、女性はすぐに警戒した。二人の男は近づくにつれ、一人は通りの向こう側に、もう一人は彼女の背後に回り込み、二手に分かれた。疑いは確信に変わった——彼女は危険にさらされていた。心拍数が上がり、警戒心は急激に強まり、頭の中で最適な反応を探し回った。大きな声を出すべきか？　走るべきか？　どこに逃げればいいのか？　何を叫べばいいのか？　選択肢は頭の中を駆け巡る。選択肢は多すぎるし、それを考える時間もない。そして、本能に支配される。意識することなく、彼女は突然、しっかりとした足取りで、通りの向こう側にいる男性に向かって、まっすぐ進んでいった。その大胆な行動に驚いたのか、男は別の方向へ去っていった。彼女のうしろの男は影に隠れ、彼女の前の男は、襲いかかるための最適な位置を失った。彼らは混乱していた。そして、彼女は無事に危機を逃れた。

本能的な流れを信じることができたおかげで、この女性はトラウマを被らずに済んだのである。最初はどうしたらいいのか戸惑ったものの、彼女は生来身体に織り込まれた防衛行動プログラムの一つに従って、危険な男たちからの攻撃を回避することに成功したのである。

エリザベス・トーマスの著書『犬たちの隠された生活』〔草思社、二〇一一年〕に登場する二歳のシベリアンハスキーのミーシャも、同じような行動をとっていた。ミーシャは夕方の散歩の途中で、大きくて獰猛なセントバーナードに遭遇し、高速道路との間に挟まれたかっこうになってしまった。ミーシャは絶体絶命にみえたが、その後、ミーシャは見事に問題を解決した。頭を上げ、尻尾を自信のしるしの旗のようにゆるく高く掲げ、セントバーナードに向かってまっすぐに飛び出したのである。暗い道を歩いていた女性も、ミーシャも、本能的な行動プログラムによって、問題を見事に解決したのである。

成功や失敗の体験

このような本能的な行動プログラムを使えるかどうかは、過去の似たような状況での成功や失敗に大きく影響される。

トラウマの原因

私は、キャリアを通じて観察してきたトラウマ的な出来事や反応の幅の広さに驚いている。幼少期の手術のように、その人の記憶の中では重要な出来事でありながら、一見すると問題なさそうな出来事もある。あるクライアントが、四歳のときに経験したことについて話している。

私は、高く白い手術台に私を縛りつけようとしているマスクをつけた巨人たちと格闘していた。

私の目は、冷たくまぶしいライトの中に、黒いマスクをつけて向かってくる人のシルエットを見つめていた。マスクはいやな臭いがして窒息しそうだった。私はマスクを顔に押しつけられ、逃れようともがき続けた。必死に叫んで身をかわそうとすると、私はめまいがするような黒いトンネルに落ちていき、恐ろしい幻覚に襲われた。私は灰色がかった部屋の中で目が覚めたが、ショックで呆然としていた。ひどい喉の痛みを除けば、私はまったく問題ないようにみえた。しかし、そうではなかった。

私は完全に見捨てられ、裏切られた気分だった。私が聞かされていたのは、大好きなアイスクリームを食べさせてもらえることと、両親がそばにいてくれるという約束だった。手術後、私は、世界が安全で、信頼できるという感覚を失い、物事に臨機応変に対応する能力を失ってしまった。どうしようもない恥ずかしさと、自分が悪いという感覚に飲み込まれた。理性脳は、このようなひどい罰を受けるからには、自分が悪いのだろうと思い込むのである。この壊滅的な体験のあと、何年もの間、私はベッドに入るのを恐れ、夜中に目を覚ますこともあった。息を切らし、怖くて恥ずかしくて泣き叫ぶこともできず、窒息するのではないかと恐怖に怯えながら、ひとりで横になっていた。

六、七歳になると、家族のストレスや学校でのプレッシャーで症状が強まった。私は児童精神科医の診察を受けた。その児童精神科医が注目したのは、私が夜寝るときに肌身離さず持っていた、汚れた白いイヌのぬいぐるみだった。私の不安と過度の内気さの原因はわからなかった。しかし、この児童精神科医は、いつまでもぬいぐるみの友達が必要なままだと、大人になったときに困るといって、さらに私を怖がらせた。そのセラピーは、ある意味、効果があった。私はどうにもならなくなって、大切なイヌのぬいぐるみを捨てたのだ。しかし、その後も私は慢性的な症状を持つことになり、不安発作や頻繁な腹痛などの「心身症」が中学から大学院まで続いた。

ある人が、ある特定のときに、どのような体験を持ったかによって、後年トラウマ的な反応が引き起こされる可能性が出てくる。一般的にトラウマに先行する出来事としては、次のようなものがある。

- 胎児トラウマ（子宮内での体験）
- バース・トラウマ（出生時のトラウマ）
- 親や近親者を亡くす
- 病気、高熱、中毒
- 転倒や事故など、身体的な負傷
- 重度の育児放棄や暴行を含む、性的・身体的・精神的虐待
- 暴力の目撃
- 地震・火災・洪水などの自然災害
- 特定の医療処置・歯科処置
- 手術、特にエーテルによる扁桃腺摘出術、耳の病気や斜視の手術

・麻酔
・長期間の固定：内反足、脊椎側弯症など、さまざまな理由で幼児の脚や胴体をギプスや添え木で固定すること

入院や医療処置が日常的にトラウマをもたらすという事実は、多くの人にとって驚きである。長時間の固定、入院、特に手術によるトラウマの後遺症は、しばしば長期にわたって深刻なものとなる。手術を受ける本人は、頭では手術が必要だと理解している。しかし、手術中に意識はなくても、外科医が肉や筋肉、骨を切り刻むとき、身体はそれを、生命を脅かす出来事として細胞レベルで記憶する。理性では手術は大丈夫だと信じることができても、原始的なレベルでは、私たちの身体は脅威を知覚する。トラウマの場合、本能的な神経系の知覚がより大きなウェイトを占める。この生理学的な事実が、手術がしばしば心的トラウマ後反応を引き起こす一番の理由である。

『リーダーズダイジェスト』一九九三年七月号に掲載された「すべて順調などではない（Everything is not Okay）」と題されたありふれた話の中で、ある父親が息子ロビーの膝の小さな手術について説明している。

医師は「すべて順調です」と言いました。息子の膝は問題ありませんでしたが、息子は薬物によって引き起こされた悪夢から目覚め、病院のベッドの上でのたうち回っていました。「すべて順調」など、とんでもない話でした。誰も傷つけたことのないやさしい子が、麻酔から目覚めると、看護

師を野獣のような目でにらみつけ、殴りかかりました。そして「僕は生きているの？」と叫ぶのです。私は思わず、彼の腕をつかみました。息子は、私の目をじっと見つめましたが、私が誰なのかわかりませんでした。

少年は家に戻ったが、恐怖は続いていた。彼はうなされては目覚め、そのたびに吐こうとした。彼の父親は、気も狂わんばかりの思いで、息子を助けられるなら何でもするつもりだった。しかし、どうしてよいのかわからず、アメリカの郊外に住む、典型的な良識ある家庭で父親がするように、気休めに子どもにおもちゃを買い与えた。

何百万人もの親が、さまざまなトラウマ的な出来事のあとに起こる子どもの行動の劇的な、あるいは微妙な変化を理解できず、無力感にさいなまれている。第Ⅳ部では、成人と子ども両者のトラウマをどうやって防ぐかについて説明していこう。

じつは、すべての生命は互いに関係している。すべての人は、逃れられない相互性のネットワークの中にある。何かがある人に直接影響する場合、それは間接的にすべての人に影響を与える。あなたがあなたらしい姿になるまで、私が私らしい姿になることはできず、私が私らしい姿になるまで、あなたがあなたらしい姿になることはできない。これが現実の相関構造なのだ。

――マーティン・ルーサー・キングJr.牧師

第5章　癒しとコミュニティ

癒しへのシャーマン的アプローチ

記録に残されているか、あるいは口伝で伝わってきたかを問わず、歴史を通じて、部族の癒し手であるシャーマンは、個人や、コミュニティのバランスが崩れ、健全さを失ったときにその健康を回復させることを使命としてきた。西洋医学は、トラウマがもたらす深刻な悪影響をなかなか認めなかったが、それとは対照的に、シャーマニズムの文化は、古くからトラウマの存在を認めていた。シャーマニズムの文化では、病気やトラウマは、その症状が現れた個人だけの問題ではなく、コミュニティ全体の問題として捉えられている。そのため、これらの社会で人々は、自分自身のためと同様に、全体の利益のために癒しを求める。このアプローチは、今日の社会におけるトラウマの変容にも応用することが可能である。だからといって、トラウマを癒すためにすべての人がシャーマニズムの助けを求めるべきだということではないが、シャーマンたちがトラウマ反応にどのように対処しているかを研究することによって、私たちは貴重な洞察を得ることができる。

古来よりシャーマンたちが用いてきた方法は、多種多様で複雑である。しかし、これらの多様な儀式や信仰には、共通の理解がある。

人は圧倒され、トラウマを被ると、「魂」が身体から切り離されてしまうというのだ。シャーマニズムの重要な研究者であるミルチャ〔ミルチア〕・エリアーデ[5]によると、「魂のレイプ」は、シャーマンたちがあげる病気の中でも最も広範で有害なものであるという。魂の重要な部分を失った人々は、精神的に宙吊りの状態に陥ってしまう。シャーマニズムの観点からいくと、病気は、「魂の煉獄」から抜け出せなくなった結果である。

文明が発達する以前から、多くの文化圏のシャーマニズム的なヒーラーは、「失われた魂」が体内のあるべき場所に戻るような条件をうまく整えてきた。色鮮やかな儀式を通じて、いわゆる原始的なヒーラーたちは、患者の中にある強力な自然治癒力を触発するのである。太鼓、詠唱、ダンス、トランスによって、コミュニティが一つになる雰囲気は、こうした癒しが行われる環境を作り出す。儀式は何日も続き、植物やその他の薬理学的な触媒を使用することもある。また、儀式そのものはさまざまであるが、ヒーリングを受ける人は、儀式が終わりに近づくにつれて、震えを経験する。これは、蓄積されたエネルギーを解放するときにすべての動物に起こる現象と同じである。二五年以上前のあの日、私の都会のオフィスでナンシーに起こったことである。

このような原始的な人々と私たちの文化は異なるが、現代化されたトラウマのサヴァイヴァーは、しばしば同じような言葉で自分の体験を表現する。幼少期に性的虐待を受けた人は、「父が私をレイプし、私の魂を盗んだのです」という。これは、親族からのレイプを体験したときの壊滅的な喪失感を表す典型的な表現である。医療処置や手術のあとに感じたことを話すときにも、このような喪失感や断絶感が伝わってくる。ある女性は、内診を受けたとき、「私の身体と精神をレイプされたようだった」と言った。全身麻酔の手術後、数か月から数年にわたり体外離脱したような感覚に陥る人も少なくない。一見、些細な事故や転倒、さらには深い裏切りや見捨てられた体験のあとにも、同じような現象が現れることがある。言葉では言い表せないが、私たちの多くは、魂のレベルでトラウマを感じ取っている。ロッド・スタイガー〔俳優、アカデミー主演男優賞受賞〕は、オプラ・ウィンフリー〔米国のテレビ番組司会者・俳優・プロデューサー〕のインタビューで、手術を受けたあとに始まった数十年にわたるうつ病についてこう語っている。

「私は、ねばねばした黄色いゼリー状の霧の中にゆっくりと入っていき、やがてそれが体中に浸透しました。それは私の心、私の精神、私の魂に浸透していき、私を支配し、私の人生を奪っていきました」

シャーマニズム医学では、病気は魂が道に迷ったり、盗まれたり、あるいは別の間違った場所に行ってしまったりすることに起因すると考えられている。したがってその治療は、魂を捕らえ、「患者の身体の中の、元の正しい場所に戻す」ことを試みる。エリアーデによれば、シャーマンだけが霊を「見る」ことができ、それを祓い清める術を知っているという。「彼は魂が体を離れたと認め、エクスタシーに入ってそれを捕え、もとの体に連れ戻すことができる」。エリアーデが描く「魂の奪還」のほとんどすべてにおいて、シャーマンは霊界でのとりなしを行うことで患者を癒している。彼は、テレウートのシャーマンが病気の子どもの魂を呼び戻す様子を描写している。シャーマンはこのような呪文を唱えた。「お前の国へ戻っておいで。ユルトのところへ、明るい火のそばへおいで。父さんや母さんのところに戻っておいで[5]」

トラウマの癒しにおける重要なパラメータが、このシンプルな詩に反映されている。トラウマを抱えた身体に霊魂を呼び戻すには、友人、親戚、家族、部族のメンバーによる歓迎を受けることが必要である。これはしばしば儀式化され、集団の祝祭として体験される。シャーマニズムは、深い相互のつながり、サポート、社会的結束がトラウマの癒しに必要な要件であることを認識している。私たち一人ひとりが、自分自身のトラウマの傷を癒す責任を負わなければならないのである。

私たちは、自分自身のため、家族のため、そして社会全体のために、自らのトラウマを癒さなければならない。私たちは、お互いのつながりの必要性を認識し、この回復のプロセスにおいて、コミュニティからの歓迎を受けなければならないのである。

現代の医師や精神保健福祉士は、魂を取り戻すとはいわないが、トラウマによって分断された有機体に全体性を回復させるという、似たような仕事をしている。シャーマニズムの概念と手順は、コミュニティの人々が見守る中で、失われた魂と身体を結びつけることによってトラウマを治療するのである。このアプローチは、科学技術的思考とは異質なものである。しかし、これらの方法は、従来の西洋的なアプローチが失敗に帰したときに、成功するように思われる。私は、シャーマニズムで行われている重要な手法は有効であると信じている。トラウマに関していえば、私たちにはこのような伝統的な医療の実践方法から学ぶべきことがたくさんある。一九九四年のロサンゼルス地震では、被災した人たちの中でも、発展途上国の出身者たちは、みんなで集まって野宿をし、ともに食事をし、一緒に遊んだ。彼らは、典型的なアメリカ中産階級の家族よりも、トラウマの被害が少なかった。孤立していた人々は、震災のニュース映像を取りつかれたように繰り返し見たり、「これからさらに大きな地震が来る」と主張する地質学者のインタビューに耳を傾けたりしていたが、彼らは、コミュニティで支え合っていた人々に比べて、トラウマの影響を受けやすかった。

ロサンゼルスに住む私の同僚の何人かは、地震の数時間前に庭の池にいた観賞用のコイが一か所に身を寄せ合っていたと報告している。地震後、数時間はその状態が続いたそうだ。サンディエゴの野生動物園のコンサルタントである動物行動学者のナンシー・ハーヴェイも、同じようなことを語っていた。南カリフォルニアで大規模な山火事があり、炎がカモシカの生息地のすぐ近くまで迫って来たことがあったという。そこで私は、その後動物たちはトラウマのような症状を示したか、とナンシーに尋ねた。すると、答えは「ノー」だった。インパラをはじめとするカモシカの仲間は、フェンスから離れた場所で群れを作り、火が消えるまで一緒に身を寄せ合うという、不思議な行動をとっていたという。

ソマティック・エクスペリエンシング®

私はシャーマン的なアプローチは有効であると認識しており、いくつかの異なる文化圏のシャーマンと共に過ごし、彼らから学んだことに感謝している。しかし、本書で紹介するソマティック・

エクスペリエンシング®のアプローチは、シャーマン的なものではない。重要な違いの一つは、私たち一人ひとりが、シャーマン的なアプローチでは考えられないほど、さらにパワフルな自分自身を癒す能力を持っている点である。私たちは、自分自身の魂を取り戻すために、多くのことを行うことができる。友人や肉親の助けを得て、私たちは癒しの旅のための強力なリソースを得ることができる。

第Ⅰ部では、自分自身や他人のトラウマを癒すのに役立つエクササイズを紹介する。特に、トラウマが幼少期に起こった場合や、虐待や裏切りがあった場合には、訓練を受けた専門家がそのプロセスを導くことが有益である。しかし、専門家の助けがなくても、これらのエクササイズは、一人で、二人で、あるいはグループで実践することで、非常に強力な効果を発揮することができる。否認は強大な力になりうることを、心にとめておいていただきたい。

警告——これらのエクササイズを行うことで、トラウマ症状が活性化することがある。圧倒されるように感じたり、つねに行き詰まっているように感じられたりしたら、専門家の助けを求めることをお勧めする。

シャーマン的なアプローチでは、呪医が魂に向かって肉体に戻るよう呼びかける。ソマティック・エクスペリエンシング®では、失われた、あるいは断片化された本質的な自己のパーツを、自分で再統合することによって、自分自身の治癒を行う。この作業を行うには、再び完全なものになりたいという強い思いが必要だ。この願望は、あなたの魂が身体と再びつながるためのアンカーとして機能するのである。癒しは、あなたの経験の中で症状という形で凍結されていた要素が、トラウマの症状を作り出す仕事から解放され、徐々に解凍されていくことで生まれる。凍りつきが解けると、より流動的で機能的になることができる。

癒しの必要性を認識する

儀式やシャーマンを使ってトラウマを癒す文化は、原始的で迷信深いようにみえるかもしれないが、一つの重要な利点がある。このような文化では、コミュニティの誰かが圧倒された体験をしたとき、それを癒す必要があることを率直に認めている。私たちの文化も含め、現代のほとんどの文化には、「強さとは耐えること」とか、「症状の重さにかかわらず、持ちこたえるのが英雄である」といった風潮がある。私たちの多くは、この社会的慣習を何の疑問もなく受け入れている。新皮質の合理化する能力を使えば、戦争などの脅威的な出来事も「かすり傷ですらない」かのような印象を与えることができる。私たちは、まるで何事もなかったかのように、他人から賞賛されるヒーローのように、超然と生き続けるのである。

このような社会的風潮は、私たちを超人的であるように仕向けており、これは、個人と社会に対して重大な損害をもたらす。私たちには、悲惨な経験をしても、再び私たちを導いてくれるやさしい本能的な力がある。しかし、私たちがそうした自然の力に身を任せることなく、人生を前進させようとするならば、こうした強さの誇示は幻想にすぎなくなる。その間に、トラウマの影響は着実に深刻化し、定着し、慢性化していくのである。私たちの神経系に凍りついた未完了の反応は、いつ爆発するかわからない時限爆弾を抱えているようなものである。この時限爆弾を解体するのに必要な道具とサポートを見つけることができるまで、私たちは原因不明の爆発に傷つき、悩まされ続けるだろう。真のヒロイズムは、自分の経験を抑圧したり否定したりするのではなく、率直に認める勇気を持つことから生まれる。

始めよう――精神を身体に呼び戻す

身体と魂の間の断絶は、トラウマの最も重要な影響の一つである。皮膚感覚の喪失は、トラウマのあとに経験する身体症状の一つである。トラウマを被ると、人は無感覚になったり切り離されたりする感じを抱く。感覚を回復しはじめるには、次のような気づきのエクササイズが、回復のプロセスを通じて役に立つ。パルスで湯を送り出すシャワーヘッドは、初期費用がかかってもせいぜい一五ドルから四〇ドルだろう。投資する価値は十分にある。

エクササイズ

毎日一〇分程度、パルスシャワーを浴びてみましょう。リズミカルな刺激を受ける部位に意識を集中させてみます。シャワーヘッドを回転させながら、意識を身体の各部位に移動させてみます。シャワーヘッドを手の甲に当て、次に手のひらと手首、そして顔の両側、肩、脇の下などに当てていきます。頭、額、首、胸、背中、脚、骨盤、お尻、太もも、足首、足裏など、全身のあらゆる部分にパルスシャワーを当ててみます。それぞれの部位の感覚に注意を払い、たとえそれが何も感じなくても、あるいはしびれや痛みを感じるとしても、その感覚に注意を払ってみます。パルスシャワーを当てながら、「これが私の頭です」「これが私の首です」「ようこそ、おかえり」と語りかけてみます。同じような覚醒の手段として、身体のさまざまな部分を勢いよくやさしく叩くという方法もあります。この場合も、時間をかけて定期的に行うことで、皮膚感覚を持った身体という存在を再び取り戻すことができます。

このシンプルなエクササイズは、魂が身体に戻るのを歓迎する最初の試みだ。これは、トラウマのあとにしばしば起こる、身体、心、精神の間の分裂を解消するための重要な第一歩なのである。

私は、血と肉は知性より賢明であると信じる。無意識の身体こそが、我々の生命が湧き上がる場所なのだ。私たちが生きていること、魂の底の底まで生きていること、そして宇宙の鮮やかな広がりとどこかでつながっているのを感じることができるのは、身体なのだ。

——D・H・ローレンス

第6章　トラウマを映し出す

メデューサ

本章では、トラウマを克服するための一般的なアプローチを探求する。自分自身を、「知覚する能力を備えた人間」という一種の「動物」としてみることができると、トラウマの支配力をゆるめ、その強力なエネルギーを変換することができるようになる。しかし、私たちはトラウマと直接対決することはしない。さもないと、トラウマの呪縛にからめとられてしまう。中国のフィンガートラップ〔竹の紐を編みこみ筒状にした伝統的なおもちゃ。指を入れて引っ張ると筒が締まって抜けなくなる〕を扱うときのように、私たちはトラウマの中にそっと入り込み、ゆっくりと出てこなくてはならない。

ギリシャ神話では、メデューサの目を直に覗き込んだものは、すぐに石に変えられてしまう。トラウマも同じである。トラウマに正面から立ち向かおうとすると、トラウマはこれまでと同じように、恐怖で私たちを動けなくしてしまう。ペルセウスはメデューサに立ち向かう前に、女神アテナからゴルゴン〔ステンノー、エウリュアレー、メドゥーサの三人からなる姉妹のこと〕を直視してはならないと警告された。ペルセウスは、女神の知恵に従い、盾でメデューサの姿を映し出し、その首を切り落とすことができた。同様に、トラウマを克服するには、トラウマと直接対決するのではなく、本能的な反応に映し出されたトラウマを見て、そこに働きかけることが必要なのだ。

トラウマは非常にインパクトが強いので、トラウマを抱えた人は強迫的にトラウマに意識を集中してしまう。残念ながら、一度打ち負かされる体験をすると、それは何度でも繰り返される。身体感覚は、私たちがどこでトラウマを経験しているかを反映し、私たちの本能的なリソースへと導く案内人として機能する。これらのリソースは、加害者やその他の敵対的な存在から身を守る力を与えてくれる。私たち一人ひとりが、この本能的なリソースを持っている。これらのリソースにアクセスする方法を学べば、私たちは自分のトラウマを映し出して癒すための、ペルセウスの盾を作ることができる。

夢や神話、伝承の中で、馬は人間の身体とその本能的な性質を表す普遍的なシンボルの一つである。興味深いことに、メデューサが殺されたとき、彼女の身体から二つのものが生まれ出た。それは有翼の馬ペガサスと、黄金の剣を持つ戦士クリュサオールである。これ以上適切な比喩はないだろう。剣は絶対的な真実を象徴し、神話の英雄が身を守るための究極の武器である。それは、明晰さと勝利の喜びであり、どのような危機にも立ち向かう勇気と、卓越した機知を感じさせる。馬は本能的な安定感を象徴し、翼は移動、上昇、地上の存在の上に立つイメージを持つ。馬は本能と肉体を表し、翼のある馬はエンボディメント、つまり身体に落とし込むことによって起きる変容を表現している。翼のある馬と黄金の剣は、トラウマを抱えた人々が、自らのメデューサを克服する過程で発見したリソースを象徴する吉祥のシンボルである。

癒しのプロセスを始めるとき、私たちは「フェルトセンス」と呼ばれる身体感覚を利用する。これらの感覚は、トラウマの症状、つまりトラウマが映し出されているものを見つけるための入り口として機能する。トラウマを正面から攻撃するのではなく、これらの内的身体感覚に注意を向けることで、抑制されていたエネルギーを解き放つことができる。

フェルトセンス

私たちの感情と身体は、水に流れ込む水のようなものだ。私たちは、身体感覚のエネルギーの中で泳ぐことを学ぶ。

——タルタン・トゥルク（チベットからの亡命僧）

ペルセウスがメデューサに立ち向かうために盾を使ったように、トラウマを抱えた人は、トラウマを克服するために、盾に相当する感覚、すなわち「フェルトセンス」を使うことができる。フェルトセンスには、トラウマを克服するために必要な明晰さ、本能的な力、そして流動性が含まれている。

『フォーカシング』[6]という本で「フェルトセンス」という言葉を作ったユージン・ジェンドリンは次のように述べている。

フェルトセンスは、頭の上での経験ではなく、からだの経験です。身体的なものなのです。つまり、ある状況とか、人、あるいは出来事について、からだで気づくことに他なりません。それはあるときある事柄についてみなさんが感じている、知っているすべてを含むような一種の内的な雰囲気《オーラ》的とでもいえるような経験です。それはすべてを含んでいて、しかも、ひとつひとつではなく一瞬のうちにそのすべてをみなさんに伝える、といったものであります。

言語は直接的な表現であり、フェルトセンスはそれよりもはるかに複雑な体験であるため、フェルトセンスを言語で表現するのは難しい。そのため、この体験を明確に表現しようとすると、意味が失われてしまうのである。

私たちは、「有機体」を、相互依存的で従属的な要素の複雑な構造と定義しており、その関係や特性は、全体における機能によって決定される。したがって、有機体の全体は、個々の要素の合計よりも大きい。これと同じように、フェルトセンスは散在するたくさんのデータを統合し、意味を与える。たとえば、テレビで美しい映像を見るとき、私たちが見ているのは、ピクセル（画素）と呼ばれるデジタル化された膨大な数の点の配列である。もし、私たちが個々のピクセルに注目すると、美しい画像ではなく、点を見ることになる。同じように、好きな音楽を聴くときにも、個々の音に集中するのではなく、統合的な聴覚体験を意識する。あなたの体験は、個々の音の合計よりもはるかに大きいのである。

フェルトセンスは、私たちが感覚の全体性を体験するための媒体であるといえる。トラウマを癒す過程では、私たちは、テレビのピクセルやメロディーの音符のような個々の感覚に焦点を当てる。近くから、あるいは遠くから観察すると、これらの感覚は前景と背景として同時に体験され、ゲシュタルト（体験の統合）を作り出す。

すべての出来事は、個々の部分として、また、統一された全体としての二元性において体験される。フェルトセンスを通じて統一された形で知覚されたものは、トラウマを元に戻す方法についての啓示をもたらす。トラウマを癒すのに必要な本能を活用するためには、フェルトセンスを通じて利用できるトラウマの指標を識別し、採用することができるようにならなければならないのである。

エクササイズ

これは、フェルトセンスについての基本的な理解を深めるためのエクササイズです。このエクササイズを行うときは、どこにいても、できるだけ快適にくつろげるようにしてください。自分の身体が、自分を支えている面と触れている様子を感じてみましょう。

皮膚を感じ、服の感触に気づくようにしましょう。

では、皮膚の奥を感じてみましょう。どのような感覚があるでしょうか？

では、これらの感覚を意識しながら、次の質問に答えてみましょう。

自分が心地よいと感じていることを、どのようにして知ることができるでしょうか？

どのような身体感覚が、全体的な心地よさにつながっているのでしょうか？
これらの感覚に意識を向けることで、より快適に感じたり、あるいは快適さを感じなくなったりするでしょうか？
これらの感覚は時間の経過とともに変化するでしょうか？
しばらく座って、心地よさを感じるフェルトセンスを楽しんでみましょう。……いいですね！

自分の身体とその感覚を意識すると、どんな体験も、より強烈なものになる。快適さの体験は、椅子やソファなどの表面ではなく、自分が感じた快適さの感覚から生まれることを認識することが重要である。家具屋に行けばすぐにわかることだが、椅子の座り心地は、実際に座って体感してみないとわからないものなのである。

フェルトセンスは、あなたの体験を形成する情報のほとんどを統合している。あなたが意識していないときでも、フェルトセンスは、あなたがどこにいて、どのように感じているかを教えてくれる。フェルトセンスは、個々のパーツの立場から何が起こっているかを解釈するのではなく、有機体の全体的な体験を伝えている。フェルトセンスとは、いうなれば、環境に対する反応によって、環境のニュアンスを理解する、生きた身体の中にいる体験である。

フェルトセンスは、刻々と変化する風景の中を流れる小川のようなものである。周囲の環境と共鳴しながら、その性格を変化させていく。険しい傾斜地では、水は勢いよく流れ、岩や草木を乗り越えて、渦を巻き、泡を生じる。一方、平野部では、「本当に流れているのだろうか」と思うほどゆっくりと蛇行する。しかし、雨や雪解けで水量が増えれば、洪水になることもある。それと同じように、フェルトセンスによって周囲の様子が解釈され、定義されると、私たちはどんな状況にも溶け込めるようになる。このすばらしい感覚は、私たちの内外の環境と雰囲気の両方を包含している。フェルトセンスは、川のように、その環境に沿って自らを形作る。

視覚、聴覚、嗅覚、触覚、味覚といった物理的、つまり外的な感覚は、フェルトセンスの土台となる情報の一部にしか寄与していない。それ以外の重要な情報は、姿勢、緊張、動作、体温など、私たちの身体の内なる気づきから得られる。フェルトセンスは、私たちの思考によって影響を受け、変化することがあるが、それでもフェルトセンスは思考ではなく、私たちが感じるものなのである。感情はフェルトセンスに寄与するが、多くの人が思っているよりも重要な役割を担っていない。悲しみ、怒り、恐怖、嫌悪、喜びなど、「カテゴリー」分けされた感情は、強烈で直接的である。この種の感情は種類が限られており、簡単に認識し、名前を付けることができる。しかし、フェルトセンスはそうではない。

フェルトセンスは、つねに変化する複雑なニュアンスを包含している。私たちが体験する感情は、普通、言葉で伝えるよりもずっと繊細で、複雑で、入り組んでいる。次の文章を読みながら感じてみよう。もしかすると、そこに書かれている以上のものを体験するかもしれない。

アルプスの光に包まれた山頂を見る、夏の青空に白い雲が点在するのを見る、野球観戦でシャツにマスタードをたらす、波が岩や崖にぶつかるしぶきを感じる、ほころびかけたバラや朝露の滴る草に触れる、ブラームスの協奏曲を聞く、民族衣装を着た子どもたちが歌う民謡を聞きながら田舎道を歩く、友人との時間を堪能する、など。感情のない一日を過ごすことは想像できても、フェルトセンスがない状態で生きることは、考えられないどころか、不可能なことである。フェルトセンスがない状態で生きることは、生きているという最も基本的な体験を侵害することになる。

フェルトセンスは、ときに曖昧で、つねに複雑であり、変化し続けている。絶えず動き、移り変わり、変容していくのである。その強さと明瞭さはさまざまで、私たちの認識を変化させることができる。フェルトセンスは、変化に必要なものだけでなく、そのプロセスも教えてくれる。フェルトセンスを通して、私たちは動くことができ、新しい情報を得ることができ、互いに関係し合い、最終的には自分が何者であるかを知ることができる。フェルトセンスは、私たちが人間であることを体験するうえで非常に重要なものであるため、私たちはそれをあって当たり前と考え、ときには意図的に意識を向けるまで、その存在に気づかないことさえある。

私は自分の身体感覚をより意識するようになったが、フェルトセンスに移行するためには、次のようなプロセスが必要だと感じている。ここに紹介する、私の典型的な一日の暮らしの描写から、それを理解していただくことができるだろう。

私は、忙しい一日を終えて帰宅すると、すぐにテレビのリモコンに手を伸ばす。ボタンを押す前に、この習慣的な気晴らしをやめて、自分の内面に目を向けるよう自分に言い聞かせる。まず、私は雑念に気づく。まるでぶんぶんとうるさく飛び回るハエのようだ。私は、その不快な感覚を意識に浸透させる。すると、そのうなりはさらに激しくなり、私の意識は身体全体、特に胸の緊張に移っていく。しばらくすると、不快感や痛みのある場所が移動していることに気がつく。より深くゆっくりと呼吸すると、思考が少しスローダウンする。その日あった出来事の映像がぼんやりと見える。さらに時間がたつと、後頭部に痛みを感じるようになる。手足がぴくぴくと動き、落ち着かない。立ち上がって何か忙しく立ち働こうかと思う。でも、座ったままでいる。やがて、自分の頭が前方に傾き、うなずいていることに気づく。そうすると、リズミカルで穏やかな、揺れ動くような動きになる。手のひらが温かくなり、軽くうずきはじめると、今までどれだけ冷えていたのかがわかる。お腹の中がほんのり温かくなり、それがだんだん広がっていくのを感じながら、耳を傾ける。電話が立て続けに鳴り出し、わずらわしさを感じる。腕に落ち着かない感覚があるが、窓の外で鳥が鳴いているのに気づき、再び落ち着く。次に意識したのは、旧友の姿だ。私は彼を認識し、温かい感覚を体験する。私は、胸の中に広々とした感覚があることに気づく。それは、丸みを帯びている。その広さの中で、友人の「フェルトイメージ」を体験する。私はそれに「喜び」という言葉をつけ、腕と脚に穏やかで柔らかく脈打つ流れを感じる。私は喜んでいる。すなわち、「喜び」のフェルトセンスを持っているのである。

身体に思いを語らせる

フェルトセンスを磨くとよいことがたくさん起きる。官能的な喜びをより高めることができるし、スピリチュアルな体験の入り口となることもある。ジェンドリンは『フォーカシング』の中で、フェルトセンスを用いたセラピーは、そうでないセラピーよりも一般的に効果的であるという研究結果について言及している。フェルトセンスは、より自然に、より地に足をつけ、自分の身体がより心地よいと感じるのを助ける。バランス感覚や協調性を高めることもできる。記憶力が向上し、トラウマの治癒を導く繊細な本能的衝動に、より深くアクセスできるようになる。創造性も高まる。幸福感、平和、つながりを実感できるのは、フェルトセンスからである。フェルトセンスは、私たちが「自己」を体験する道筋なのである。

昨今、「直感に従え」という言葉がよく使われる。フェルトセンスは、この本能的な声を聞くことを学ぶ手段である。私たちの多くは、このような気づきを得る体験をほとんどしてこなかった。私たちは、フェルトセンスを受け入れることなく、非常に分断された生き方に慣れている。もしあなたがそのような生き方をしてきたのであれば、フェルトセンスとコンタクトをとることには不慣れであろう。しかし落胆することはない。最初は難しいが、がんばれば必ずできるようになる。西洋文化では、このような方法で自分を体験することは教えられない。読み書きや計算のしかたなどは教わるが、フェルトセンスについて教えている学校はほとんどない。家庭でも、街中でも、それ以外の場所でも、フェルトセンスについて言及されることはない。ほとんどの人が毎日この感覚を使っているのに、意識してそれを認め、さらにそれを育てている人はごくわずかである。フェルトセンスは、人間に備わったすばらしい、かつ、ごく自然な能力であることを忘れてはならない。

注意しておきたいのは、トラウマを抱えた人が、フェルトセンスに取り組むことを学ぶのは難しいかもしれないということだ。トラウマのダイナミズムの一つは、圧倒されるような感覚や感情から心身を守るために、内的体験から私たちを切り離すことにある。内的な体験を味わえるレベルまで、十分に自分を信頼できるようになるには、しばらく時間がかかるかもしれない。辛抱強く、「今、すべてを体験する必要はない」と自分に言い聞かせてほしい。この英雄の旅は、小さな歩幅で、一歩一歩進んでいくものなのである。

有機体に耳を澄ますために、フェルトセンスを用いる

まずは、本能的な声に耳を傾けることから始めよう。最初のステップでは、その声に耳を傾けるためにフェルトセンスを使うことを学ぶ。この旅で最も役立つのは、「やさしさ」である。本能的な自己との接触は、強力なものだ。決して無理強いしてはいけない。気楽に、ゆっくりと進もう。少しでも圧倒されたと感じたら、それはやりすぎかもしれない。次にそのカーブに差しかかったら、スピードを落としてほしい。この旅は間違いなく、ゆっくり進むことで、より早く目的地に到達できる。フェルトセンスがゆっくりと現れることもあれば、一瞬で全体が理解できるような閃きがもたらされることもある。好奇心旺盛でオープンな姿勢を保つことが、最善のアプローチなのである。

何が起こっているのかを解釈、分析、説明しようとせず、ただ体験し、記録しよう。また、記憶、感情、洞察、その他の何かを掘り起こそうとする必要はない。解釈や感情移入をせず、観察し、手放すことが重要である。「そのまま受け取る」ことが、フェルトセンスの言語を学ぶための最良の方法である。情報は、言葉、絵、洞察、感情という形であなたのもとにやってくるが、必ずといっ

ていいほど、別の層の感覚を伴う。これらの感覚は、とらえどころがないと感じるかもしれないが、非常に精妙なレベルで注意を払う方法を学ぶと、次第に認識することができるようになる。

フェルトセンスを通して自分自身を知ることは、トラウマを癒すための第一歩となる。先に、この感覚を「川」と表現した。フェルトセンスに注意を向ける能力を高めていくと、この喩えは非常に適切であることがわかるだろう。あなたが出会う人、物、状況に対する反応や応答は、刻々と変化する川のように、あなたの意識の中を通り抜けていくようになる。このあとのエクササイズは、フェルトセンスを使った先ほどのエクササイズをさらに深めたものである。この「流れ」がどのようなものであるか、感覚的に理解できるようになる。また、有機体全体が語ることに耳を傾ける能力を高めることもできるだろう。

エクササイズ

このエクササイズを行うためには、写真がたくさん掲載されている本や雑誌が必要です。大判の写真集、自然や旅行の雑誌、イラスト入りのカレンダーなどが効果的です。このエクササイズでは、写真を見ること以外には何もしないほうがよいのです。読書することと感覚を感じることでは、使われる脳の部分が異なります。このエクササイズでは、直接知覚することを重視します。

本を開く前に、両腕と両脚の感覚を味わい、あなたを支えているものと接触している部分の感覚に気づくようにしてください。次に、衣服や靴、髪の感触など、あなたが感じている他の身体感覚を加えます。最後に、締め付け感、開放感、温度、ヒリヒリ感、震え、空腹感、喉の渇き、眠気など、あなたが感じるその他の感覚を加えます。エクササイズ中、フェルトセンスに立ち返り、身体と呼吸に完全に意識を向けます。

一枚目の写真を見ます。それに対してあなたがどう反応するかに注目します。好きでしょうか？嫌いでしょうか？　どちらでもないでしょうか？　美しい、落ち着く、奇妙、神秘的、呪術的、楽しい、悲しい、芸術的、または何か他のものでしょうか？　あなたの反応が何であれ、ただそれに気づいてみましょう。反応がいくつかある場合には、それが何であるかに注意してみます。これは普通のことです。私たちは、何かに対して一つの反応しかしないなどということはほとんどありません。

では、自分に問いかけてみましょう。これがこの写真に対する私の反応だと、**どうして**わかるのでしょうか？　写真を見たときに感じた身体的な感覚を確認してみます。その感覚は、微妙なものもあれば、強いものもあるでしょう。それが何であれ、ただそれに気づいてみます。エネルギーが動いたり、突然止まったりするのを感じるでしょうか？　エネルギーが動くと感じたら、それはどのように動くでしょうか。ゆっくりでしょうか、速いでしょうか、どの方向に向かっていますか？　その感覚には、何かリズムがあるでしょうか？　その感覚は、身体の特定の部分で感じますか？緊張だったり、ゆるんでいたり、楽だったり、リラックスしていたり、うずくまる感じや、重い、軽い、冷たい、濃い、温かい、爽快、または他の何かを感じるでしょうか？　自分の呼吸と心拍に注意を払います。肌の感覚や、身体全体の感覚にも注目してみます。これらの感覚を一つでも体験することが出発点となります。

数分間、その感覚にとどまり、変化があるかどうかを見てみます。同じままかもしれないし、消えてしまうかもしれません。強くなったり弱くなったり、他のものに変わるかもしれません。これらのダイナミクスに注目してみましょう。何が起こっても、ただそれに気づくのです。不快感を覚えたら、しばらく注意を他に移すようにしましょう。

次の写真に目を向け、この作業を繰り返します。このプロセスに慣れてくると、自分にとって心地よいスピードで本や雑誌を見て進んでいくことができるようになります。フェルトセンスの使い方を初めて学ぶときは、主に感覚と感性に焦点を当てながらゆっくり進むと、より簡単にアクセスできるようになるかもしれません。

このあと、トラウマに関連する身体的・感情的な感覚に特化したエクササイズを紹介する。ある種の感情はトラウマ的な症状と結びついているため、それを探求する方法を学ぶ必要がある。また、感情は力強く、説得力があり、劇的で、興味をそそるものであるため、フェルトセンスに働きかけるには特別な課題がある。ほとんどの人が、ただの感覚よりも、感情を探求することのほうがはるかに興味深いと感じている。しかし、フェルトセンスの使い方を学びたいなら、そして特にトラウマを解決するためにフェルトセンスを使いたいなら、感情的な反応の根底にある生理的な症状（感

覚）を認識する方法を学ぶ必要がある。感覚は症状から生まれ、症状は圧縮されたエネルギーから生まれる。そのエネルギーこそ、このプロセスで扱うべきものなのである。感覚とフェルトセンスを通じて、この膨大なエネルギーを徐々に減圧し、トラウマを変容させる目的で利用することができる。

繰り返しになるが、やさしく、ゆっくり、気楽に、そして体験したことに何かの解釈や判断をつけないことを忘れないでほしい。体験したことに解釈や判断を加えず、ただ、体験したことが次の体験へとつながるようにしてみよう。たとえこのエクササイズがあなたにとって目新しいものでなかったとしても、今までやったことのないような新鮮な気持ちで取り組んでみることだ。そうすれば、より多くのものを得ることができるだろう。

エクササイズ

このエクササイズでは、本や雑誌を使う代わりに、写真や思い出の品を使ってみます。家族のアルバムや、旅行や昔の思い出の品が貼り付けられたスクラップブックが最適です。写真は、よく知っている人や訪れたことのある場所がいいでしょう。繰り返しますが、このエクササイズでは、写真を見ることが目的ではありません。

まず、自分の両腕と両足を感じ、手足が自分を支えている面と接触しているところに何を感じるかに注目することから始めましょう。その他、身体的な感覚を感じることがあれば、加えていきます。エクササイズ中、ときどきこれを行うことで、意識をより完全に自分の身体に向けることができます。

最初の写真（スクラップブックを使っている場合は、最初のページ）を見てみます。その写真にどう反応するかに注目してみます。どんな感情が呼び起こされるでしょうか？　うれしさ、楽しさ、不安、漠然とした動揺、混乱、悲しみ、怒り、愛情、感謝、恥ずかしさ、憎しみ、腹立たしさ、むかつき、単なる懐かしさ、あるいは他の何かを感じるでしょうか？　これらの感情はすべて異なって感じられます。あなたは、すべて異なる経験をしているのです。あなたの反応が何であれ、ただそれに気づいてみましょう。いくつかの反応がある場合は、それが何であるかに気づいてみます。あなたの反応は強いでしょうか？　微細でしょうか？　それが強いのか弱いのか、どうしてわかるのでしょうか？　この質問に身体の感覚で答えることができれば、感情の下にある生理的な流れを利用できるようになってきたという証拠です。

さて、自分に問いかけてみましょう。これが、この写真に対する私の感情的な反応だということは、どのようにしてわかるのでしょうか？　この写真に対するあなたの反応の根底にある感覚を特定してみましょう。強い感覚もあれば、もっと微妙な感覚があるかもしれません。それが何であれ、ただそれに気づいてみてください。何らかの緊張やエネルギーを感じるでしょうか？　もしそうなら、それはどの程度のもので、どこにあるのでしょうか？　呼吸や心拍、身体全体の緊張のパターンに注意を向けてみましょう。あなたの肌がどのように感じるかに注目してみます。あなたの身体は全体的にどのように感じるでしょうか？　あなたの反応は、緊張している、力強い、ぼんやりしている、なめらか、ざらついている、絡み合っている、麻痺している、熱い、ゆるんでいる、不快である、リラックスしている、重い、軽い、冷たい、濃い、温かい、さわやかである、チクチクする、振動している、震えている、ねばねばする、どっしりしている、あるいは他の何かを感じるでしょうか？　その感覚は身体のどこにあるでしょうか？　もし、その感覚がある程度の大きさがあるものだとしたら、それはどのような素材でできているように感じるか、問いかけてみましょう。もしエネルギーが動くのを感じるなら、それはどのように動くでしょうか。ゆっくりでしょうか、速いでしょうか。どの方向に動くでしょうか。その感覚には、何かのうねりがあるでしょうか。もしうねりがあるなら、それはどこにあるでしょうか。できるかぎり具体的に説明してみましょう。自分がどんな反応をしているかがわかるのは、どのようなところからでしょうか。

もし、自分が普段感情として考えられている言葉を使っていることに気づいたら、その一つひとつを取り上げて自分に問いかけてみます。自分が感情を感じていることがわかるのはどのようにしてでしょうか。感情は過去とのつながりに基づいているので、写真や思い出の品は他の出来事の記憶をもたらすかもしれません。同じように、その記憶と一緒にやってくる感覚にただ気づいてみます。自分が感じているものを、感情や思考としてではなく、感覚として感じ、感じたことを表現するようにしてみましょう。

次の写真に移り、このプロセスを繰り返してみましょう。写真に反応して起こる感覚に気づけるように、ゆっくりと進んでいきます。スクラップブックの写真やページを眺めていて呼び起こされた感覚に、数分間とどまり、それが変化するかどうか、見てみましょう。変わらないかもしれないし、消えてしまうかもしれません。あるいは強くなるかもしれません。何が起こっても、ただそれに気づいてみるようにします。

もし、感情や感覚が強すぎたり、不快に感じたりしたら、意図的に、自分が経験したことのある、あるいは、自分が想像できる楽しい体験に注意を移してみます。そして、その体験の身体的な感覚に全神経を集中させるようにします。他の感覚に注意を向けることで、不快な感覚が和らいでいきます。未解決のトラウマは強大な力を持つことを忘れないでください。もし、このエクササイズや本書の内容に圧倒されそうになったら、いったん中断して、後日再開するか、あるいは、しかるべき訓練を受けた専門家のサポートを求めるようにしましょう。

もし、あなたの心の中に恐ろしいシーンのイメージが浮かんできたら、そのイメージと一緒にどんな感覚が出てくるのか、そっと、慎重に注目してみよう。感覚が強烈なときは、イメージが先に来ることもあるが、最終的にトラウマを克服する助けとなるのは、感覚である。それが何であるかは、最終的にわかるかもしれないし、わからないかもしれない。自分の反応を体験しつくしていくと、それが現実かどうか知りたいという欲求はやわらいでくるので、安心してよい。もし、危険にさらされている子どもを守るためなど、客観的にそれが事実であるかどうかを知る必要がある場合は、適切に対処することを勧める。

トラウマのエネルギーは、レイプや虐待を受けたという思い込みに強く縛られている可能性があることを覚えておいてほしい。もしそれがじつは本当のことではなかったとしたら、これらの思い込みに挑むことで、そのエネルギーの一部が解放されるかもしれない。このような場合は、休息をとり、この新しい情報を処理するために十分な時間をとる必要がある。また、震えや脱力を感じても、心配しなくてよい。どちらも、正常な解放が行われている証拠である。無理は禁物である。疲れを感じたら、昼寝をするか、早く寝るのもよい。神経系のすばらしさの一つは、それがつねに自己調整していることである。今日処理できないことは、あなたが将来より強くリソースに満ち、よりうまく処理できるようになったときに、あらためて処理することができる。

フェルトセンスには、生理的要素と心理的要素の両方が存在する。次の二項で、その主な相違点を説明する。最初の項は、生物が生理学を通じてどのようにコミュニケーションをとるかに焦点を当て、二番目の項は、生物が影響を受ける心理的なくせや習慣に焦点を当てている。これらの議論は、生理と感覚の分野でフェルトセンスを使用する能力を強化するのに役立つようであれば理想的であるといえる。

有機体はどのようにコミュニケーションをとるか

有機体には独自のコミュニケーション方法があり、本書を読み進めていくうちに、それについてさらによく理解できるようになっていくはずだ。有機体のコミュニケーションの方法の中でも、非常に重要な特徴のいくつかは、本章のエクササイズによってすでに明らかになっていることだろう。

前項最後のエクササイズを思い出してみてほしい。感覚を説明するとき、あなたにとってすでに馴染みのある生理的な感覚を指す言葉を使っていたことに気づいただろうか？　もしあなたがぼんやりとした何かを感じたことがなければ、ぼんやりとした何かが何なのかわからないだろうし、有機体は、感覚を説明するのにぼんやりとした何か、という表現を使うことはないだろう。有機体は、自分が体験していることを表現するために、すでに知っている表現を使うのである。それを文字どおりに受け取ってはいけない。感覚は、ぼんやりとして感じたり、とがっているように感じたり、ガラスや木やプラスチックでできているように感じたりするだろう。明らかに、「そのような感じがする」というのが、説明の重要なポイントである。あなたの中に本当にぼんやりとしたものや、とがったものがあるわけではない。よほど下手な外科手術を受けたのでないかぎり、木やガラスやプラスチックの破片が実際に体内にあるわけではない。感覚は、あたかもそうしたものが本当にあるかのように感じているのだ。これは、暗喩でもある。しかし、感覚はまた事実に忠実でもあり、臓器、骨、筋肉から受け取った情報と一致している場合もある。

有機体は、物理的なものの特性を使ってコミュニケーションをとるだけではない。記憶として解釈されかねないようなイメージも使う。トラウマをもたらすエネルギーのパワーは、非常に強力である。トラウマが生み出す感情には、怒り、恐怖、無力感などがある。もしあなたの身体が、そのようなエネルギーの存在をイメージで伝えようとするならば、それがどのようなイメージとして現れてくるか、考えてみてほしい。どんなものに見えるか、その可能性は無限である。しかし、少なくともそれは「かなり強烈なもの」である。このような場合、こうした視覚的なコミュニケーションを現実のものとして解釈してしまうという間違いも起きやすい。トラウマを抱えた人は、自分がレイプされた、あるいは拷問されたと思い込んでしまうかもしれない。しかし有機体が本当に伝えようとしているのは、あなたが体験していることの感覚は、レイプや拷問のように感じられるということである。実際にトラウマを引き起こしたのは、恐ろしい医療処置や自動車事故、あるいは幼少期のネグレクトであったかもしれない。文字どおり、何であってもおかしくないのである。

もちろん、本当に記憶として残っているイメージもある。レイプや拷問を受けた人は、その体験をもとにイメージを作り出す。また、こうした体験をした子どもは、何年もたたないとそのことを思い出さないことがよくある。たとえそのイメージが本当の記憶であったとしても、癒しにおけるその役割を理解しなければならない。記憶と結びついた説明、思い込み、解釈は、フェルトセンスに完全に入り込み、深めることを妨げてしまう。これらのイメージに付随する感覚は、非常に貴重なものである。私たちにとって最も重要なのは、その感覚がどのように感じられ、どのように変化していくかということなのである。

感覚とフェルトセンス

生理機能を扱う場合、まず認識すべきなのは、フェルトセンスが意識と密接に関係していることである。それはあたかも風景を眺めるようなものであったり、あるいは、風景を感じているかのようなものである。気づきとは、今あるものを変えようとしたり解釈したりすることなく、体験することである。「これはどういう意味だろう？」と考えたり、口にしたりするのは、自分の体験に解釈を加えていることになり、純粋な意識から心理の領域に戻ってしまうのである。意味は、直接的な気づきの結果として、トラウマを癒すために必要なものである。今のところ、それについてどう考えるかよりも、自分が経験したことに集中することが重要である。トラウマを癒すうえでの意味の重要性については、のちほど詳しく述べたいと思う。

感覚とは、私たちの経験全般に寄与する物理現象のことである。たとえば、氷の塊を手に取ってみたらどうであろうか。「冷たい」「なめらか」「硬い」「立方体」など、氷の塊を感じる感覚には、さまざまなものがある。これらはすべて、氷の塊を完全に理解するために重要である。内面的な感覚も同様である。特に最初のうちは、意識的にメモをとることで、その感覚の特徴をすべて自分の中に取り込むことができるか、何度も確認することが重要である。当たり前のことだと思い込んでいたり、感覚全体を意識していなかったり、微妙でつかみどころがなかったりすることで、その感覚の特徴を見逃すことがある。

冷凍庫から出したばかりの氷は、冷たく、硬く、なめらかで、立方体の形をしているだけでなく、指にくっつくこともある。しばらくして表面が解けてくると、くっつくかわりに、濡れてくる。最初にくっつき、次に濡れてくるというのは、冷たく、硬く、なめらかな立方体である氷のイメージを完成させることに役立つ。この喩えを内的体験にあてはめてみると、氷と同じように、しばらく待っているうちに変化していくだろう。内的な感覚は、いったん意識すると、ほとんどの場合、別のものに変化する。このような変化は、通常、エネルギーと活力の自由な流れの方向に向かって動いていく。

リズム——すべての神の子が持つもの

川を押すことはできない。——作者不明

感覚は無限に発生する。これが、シンプルな気づきが重要である理由の一つである。受容性があれば、自分の感覚のニュアンスにもっと簡単に気づくことができる。生理学の世界では、精妙な感覚やリズムは、明白ではっきりしたものと同じくらい重要である。

最後に、フェルトセンスの特徴としてリズムの重要性をあげておきたいと思う。生理現象は周期的に起こる。トラウマの変容には、こうした生体のリズムが不可欠である。このような自然のリズムが意識できるようになるには、忍耐が必要かもしれない。なぜなら、自然のリズムのペースは、私たちの多くが生きているペースよりもずっと遅いからだ。これは、トラウマが発生するそもそもの理由の一つである。なぜかというと、内在的な生物学的リズムがそのサイクルを完了するのには十分な時間が必要だが、私たちは、その時間を十分とろうとしない。ほとんどの場合、こうした自然のサイクルはせいぜい数分で終了するが、その数分をあえてとるよう心がけることが重要なのである。

このようなリズムを実感できるのは、まず、自分の感覚の変化である。感覚は、その特徴に気づくにつれて、別の感覚、イメージ、感情へと変化していくが、それは自分のペースで行われるものである。このような自分の固有のリズムに同調し、それを尊重することも、トラウマを変容させるプロセスの大切な一部である。

さて、ここまでであなたはフェルトセンスを使うための基本を身につけた。フェルトセンスは、複雑な生物学的、霊的な有機体である自分自身を知るためのツールだと考えてほしい。フェルトセンスは、シンプルでエレガントだが、最も高性能なコンピュータの何十億倍も洗練されているのである。それは、意識、感覚、繊細さ、多様性、そしてリズムから構成されている。もしあなたが、その原始的な要素と洗練された要素の両方を理解しはじめているのなら、あなたはまさに今正しい道を歩んでいる。

今日でも動物の生態と共有している古代の歴史的特徴が人間の背後に存在していることの理解なしには、人間の独自性をそのたぐいまれな壮大さの中に見出すことはできない、と私は信じている。

——コンラート・ローレンツ

感情、恐怖、反応が交錯する生き生きとした世界は、動物たちのいる巨大な森のようなものだ。私たちは、こうした感覚を、まるで密生した葉の間から飛び出してきたり、警戒しながら恐る恐る覗いてきたり、狡猾に忍び寄ってきたりする野生動物のように感じる。そして、こうした感覚は、私たちと未知の自己を結びつけていく……。

——ポール・シェパード

第7章　動物の体験

人間の生理機能の基礎は、原始の泥沼から這い出てきた最初の生物と一緒に進化してきた。自分はもっと高尚だと思いたいかもしれないが、原始の生物と私たちの共通点は、基本的に変わらない。基本的な生物のレベルでは、思考や概念的なものはなく、ただ本能的な反応があるだけである。しかし人間の場合、本能といっても、曖昧なものもあれば、強大な力を持つものもある。理性、感情、計画、構築、統合、分析、経験、創造などの能力において、人間がどれほど高度に進化しても、私たちの原始的な過去と共有する、繊細で本能的な治癒力に代わるものはない。

動物たちもやっている

自然は、ほぼすべての生き物に、危険の脅威に対する非常に類似した神経系の反応を備え付けるように計らっている。しかし、すべての種の中で、唯一、長期にわたるトラウマ的後遺症を残すのは、人間だけだ。他の動物で同様の影響が見られるのは、その動物が家畜化されていたり、管理された実験室環境でストレスの多い状況に置かれ続けたりした場合だけである。このような場合、動物たちは急性および慢性のトラウマ反応を起こす。

こうした事実から、次のような問いがわいてくる。

すべての生物において、脅威に対する神経系の反応は、機能的に設計されており、効率的に機能しているようにみえるのに、なぜ人間はこのシステムを十分に活用することができないのだろうか？

私たちは、神経系へのアクセス方法がわからないのだろうか？

私たちは神経系の自然のプロセスをわざわざ止めてしまっているのだろうか？

なぜ、人間はトラウマを受けやすいのか？

動物たちは何をしていて、私たちは何をしていないのか？

動物から何をどう学ぶか？

自然界では、これまで述べてきたような生き残り反応は、正常で健康的であり、動物にとって有利なものである。動物たちは、生命を脅かすような出来事を経験するが、その後すぐに衝撃的な反応から脱し、回復する。その反応は一定期間続くだけで、慢性化することはない。このような行動を観察することで、私たちはトラウマをうまく克服する本能的な能力を理解することができるのである。また、本能を邪魔しない方法についても学ぶことができる。

フェルトセンスの体験は、自分自身の中にいる動物と再びつながるための背景を与えてくれる。知り、感じ、感知することで、私たちの注意は、癒しが始まる場所へと向けられる。自然は私たちを忘れてしまったのではなく、私たちが自然を忘れてしまったのだ。トラウマを抱えた人の神経系はダメージを受けているのではなく、一種の仮死状態で固まっているのである。フェルトセンスを再発見することで、私たちの体験に温かさと活力が再びもたらされるだろう。この感覚はまた、トラウマの発生によって中断されたエネルギーの本能的な処理のプロセスを再開させるための、穏やかで非侵襲的な方法でもある。このプロセスを完了させることで、トラウマ後の反応が慢性化するのを防ぐことができる。私たちは、トラウマに反応し、自然な解決に向かうためのメカニズムを内蔵している。そのうちのいくつかは他の動物と同じだが、人間には、他の動物にない、特に高度に発達した思考と言語プロセスがある。

ここで、トラウマを語るうえで重要な意味を持つ、脳の話をしよう。すべての動物の脳の奥深くに埋め込まれているのが、爬虫類脳である。いわば本能のふるさとだ。私たちが治癒をもたらすリソースに意識的にアクセスする唯一の方法は、感覚とフェルトセンスを通してである。感覚は爬虫類脳の言語である。生物学的、生理学的に、爬虫類脳は人間を含むすべての動物に不可欠である。ここには、自己保存と生殖という、種の生存を保証する行動のための本能的な計画がコード化されている。身体の生命機能を調整する不随意的な変化は、脳のこの部分でコントロールされている。爬虫類脳は、すべての高等生物が進化するためのテンプレートである。高等動物では、その機能を強化したり、上書きしたりすることができるようにもみえるが、爬虫類脳の核に由来する行動が、トラウマの謎を解く鍵になる。爬虫類脳に由来する行動は、私たちが自分自身を、「ヒト科の動物」として体験することを可能にしている。

爬虫類脳の声を聴け！

「あいつが悪いわけじゃないさ」とティムはつぶやいた。「なにいってんの。あたしたちを食べちゃおうとしたのよ。悪くないわけないじゃない」「あれは肉食恐竜だからな。肉食恐竜としてはあたりまえのことをしただけだ」

――マイクル・クライトン『ジュラシック・パーク』〔酒井昭伸訳、上下巻、早川書房、一九九三年〕

爬虫類にとって、意識的な選択という選択肢はない。すべての行動、すべての動作は本能的なものである。本能が、いや、むしろ本能だけが、食べ物、すみか、そして子孫を残すための適切な伴侶を探すことをコントロールしている。すべての防衛戦略は、原始的で非常に効率的な脳の中に、遺伝的にプログラミングされているのである。これらの行動は、爬虫類がコントロールできないリズミカルなサイクルの一部である。日ごとに、季節ごとに、年ごとに、何億年もの間、これらの生命の儀式が繰り返されてきた。なぜか？　それは、それがうまくいっているからである。

トカゲが丸太の上で日光浴をしている。そこに昆虫が這ってきた。トカゲが素早く舌を出すやいなや、昆虫は消えてしまった。トカゲは、空腹かどうかなどと考えたりしない。その昆虫が、食べても問題ないほど清潔かどうかとも考えない。その日のカロリー計算をすることもない。ただ、食べるだけである。眠る、繁殖する、逃げる、凍りつく、戦う、などと同じだ。本能に支配された生活はシンプルである。トカゲには、覚えることも、計画することも、学ぶこともない。

哺乳類であるインパラとチーター（第1章）の脳は、爬虫類の核と、大脳辺縁系と呼ばれる、より精巧な構造の両方を含んでいる。大脳辺縁系は、私たちを含むすべての高等動物に存在し、爬虫類にはない複雑な情動行動や社会的行動の主要な場となる。これらの行動は、爬虫類脳から派生した本能的な衝動の代わりになるものではなく、それらを補完し、かつ強化するものである。大脳辺縁系は、爬虫類脳の核から信号を受け取り、そのデータを精緻化する。この進化は、哺乳類に爬虫類以上の選択肢を与えているのである。

インパラの群れは、大脳辺縁系が提供する付加的な情報により、草を食み、コミュニケーションをとり、一団となって逃げる。逃げるという本能的な反応に加えて、インパラは、集団として逃げたほうが、生存率が高まることを理解し、記憶している。第1章でも扱ったように、若いインパラは、群れが攻撃を受けたとき、再び群れに戻ろうとした。大脳辺縁系が発達したことで、感情が進化した。感情は、哺乳類が情報を保存し、伝達する方法をより高度に発達させ、理性的な脳の進化への道を開いたのである。

私たちの知性そのものは、本能的なマトリクスから進化したものである。本能は、それぞれの種が思考を形成し、言語を発達させるためのパラメータを定義している。健康な人間は、本能、感情、知性が一体となって、どんな状況でも可能なかぎり幅広い選択肢を作り出しているのである。

自然と共に

ふらふらし、揺れ、脈をうつ、この何よりもかよわい実体のない生きもの（海月《くらげ》）は、大海原の力のすべてを――その猛威を、自らの護りとし、己れの存在も、去就も、意志も、すっかりそれにゆだねつくしていた。

――アーシュラ・ル＝グウィン『天のろくろ』〔脇明子訳、ブッキング、二〇〇六年〕

トカゲの舌が届く範囲に這ってきた虫は、食べられる。インパラの群れが危険を察知し、一斉に安全な場所へ移動する。これらの例は、動物が外部からの手がかりを、即座に内部からの本能的な反応に変換することを示している。動物と環境は一体であり、刺激と反応の間に隔たりはない。

クラゲやアメーバほど、この同調を鮮やかに象徴する生物はないだろう。アメーバは、自分自身の組成とさほど変わらない液体の中を脈動しながら、周囲と一体となって動いている。環境のわずかな変化にも即座に反応する。たとえば、アメーバは、滋養がある水があれば、そちらに移動するし、毒性のあるものからは遠ざかる。アメーバが受け取る外部からの信号とアメーバの反応は、一つの出来事として起こる。これらは事実上、同期しており、同義である。

このような同調は、すべての生物の生存に不可欠なものである。この同調がなければ、私たちはどのようにして機会や危険に適切かつタイムリーに対応することができるのだろうか。その同調を行うための手段が身体である。人間の場合、その体験は感覚とフェルトセンスによって表現される。

同調

最初の足跡は、一本につながっていく線のスタートラインだ。遠く離れたその線の終わりに、何かが、一つの神秘が、まるであなたに見えるかのように、しかもあなたがその神秘に追いつく前に、自分はどんな生き物なのか、一歩進むごとに手がかりを足跡に残しながら動いている。神秘は足跡を追うごとに、少しずつその正体を現すものだ。

——トム・ブラウン『トラッカー——インディアンの聖なるサバイバル術』におけるウィリアム・ジョン・ワトキンスへの語りより

〔斉藤宗美訳、徳間書店、二〇〇一年〕

現代社会では、多くの人が自分の内的・外的環境の微妙なニュアンスを把握する能力を欠いている。しかし、このような意識は、多くの先住民が生き残るためには不可欠なものである。たとえば、先住民のトラッカー〔追跡する人、野生動物の足跡を見ながら追いかける人〕が荒野で体験したことを想像してみてほしい。

環境に同調するためには、トラッカーは自分の動物としての反応や感覚に完全に注意を払わなければならない。そうすることで、自分自身の反応だけでなく、獲物の反応もより明確に意識できるようになる。トラッカーと獲物は一体化する。トラッカーは、動物が病気やケガをしているとき、空腹や疲れを感じているとき、それを知ることができる。狩猟や交尾の時間、睡眠時間などもわかる。足跡から、その動物がどこで飲み物を飲んだかを理解する。茂みに積もった雪から、その動物がどこで眠ったかを知る。風の吹きすさぶ台地では、何の痕跡も残っていないため、トラッカーは動物との「一体感」を手がかりに行動する。動物がどこへ行ったのか、本能が教えてくれる。彼と動物は、共通の精神を共有しているのだ。

トラッカーは、追跡している動物に対して敏感であるとともに、自分の環境の内外のあらゆる刺激〔情報〕に気を配らなければならない。彼は、自分が獲物を狙っているつもりでも、気づかぬうちに、他のお腹をすかせた動物から狙われているかもしれない。あるいは好奇心旺盛な動物に観察されているのかもしれない。彼の安全は、フェルトセンスを駆使して今を生きることにかかっているのである。このように、繊細に調整された感覚は、わずかな音や動きも感じ取ることができる。内面的には、「何かがおかしい」という形にならない感覚によって、危険を察知することもある。

匂いは豊かで、色は鮮やかで生き生きとしている。すべてが生命に満ちあふれている。このような意識状態では、小枝や毛虫、葉についた一滴の露など、平凡と思われるものの中に美しさを見出すことができる。

トラッカーがこの流れに同調している間、彼は深い幸福を感じている。彼は、警戒しながらもリラックスして、あらゆる状況に対応する準備ができている。「定位反応（オリエンテーション）」が最適に機能していることは、トラッカーに、自分が遭遇するあらゆる課題をうまく識別し、それに対処する能力について、自信と安心感を与えるのである。

野生動物にとって、これらの本能的な反応は生存を意味し、自分を生かすための環境との同調と一体化の能力を提供する。人間は、これらの動物的反応を活用することで、より多くのことが可能になるのである。動物的な反応は、私たちのつながりや楽しみの能力を高め、生き生きとした活力をもたらしてくれる。私たちが健康でトラウマを抱えていない場合、これらの本能的な反応は、私たちの生活に官能、多様性、そして驚きの感覚を加えてくれるのである。

定位反応

（マイアサウラは）ほんの一メートルほどしか離れていないところで食事を再開した。平らな上唇の上部に、ふたつの細長い空気孔があいている。どうやらグラントのにおいには気づいていないようだ。それに、左目がまともにグラントを見たときも、不思議になんの反応も示さない。そういえば、昨夜のティラノサウルスもこっちの姿が見えないようだったな。グラントはひとつ、実験をしてみることにした。咳ばらいをした。たちまちマイアサウラは凍りつき、巨大な頭がぴくりとも動かなくなった。顎ももう、葉をかんではいない。動いているのは目だけだ。音の源をさぐっているのだろう。ややあって、危険はないと判断したのか、マイアサウラは食事を再開した。

——マイクル・クライトン『ジュラシック・パーク』

広い草原をのんびりと散歩しているとき、突然、周辺視野で影が動いたとする。あなたはどう反応するだろうか？　本能的に、それまでの動作は止まる。少ししゃがんで屈んだ姿勢になり、自律神経が活性化されて心拍数が変化する。この一瞬の「停止」反応のあと、目は大きく見開かれる。自分の意思とは関係なく、頭を影のほうに向け、影の位置を確認しようとする。自分の筋肉を感じてみよう。筋肉はどんなふうに動いているだろうか。

定位しようとするときは、首、背中、脚、足先の筋肉が連動して身体を回転させ、本能的に伸びあがる。骨盤と頭部が水平に移動し、周囲を見渡せるように、目が細くなる。では、内面はどうだろうか。影を見たことで、あなたの内面では、何かぼんやりとした感覚が浮かび上がってくるかもしれない。ほとんどの人は、警戒心を持ち、それが何であるかに興味を持ち、影のことが気になって仕方ないはずだ。もしかしたら、その影が何なのか知りたいという欲求を刺激するような、興奮や期待のようなものがあるかもしれない。また、危険を感じることもあるかもしれない。

動物は環境の変化を感じると、その原因を探そうとする。その際、片方の目でゆっくりと周囲を観察することもある。このとき動物は、仲間や餌のありそうな場所に身を置き、危険から遠ざかるようにする。もしその変化が危険や食べ物、仲間を示すものでなければ、マイアサウラのような動物は、単純に、今までしていた活動に戻る。このように、動物が目新しいものを体験して、それに反応することを、「定位反応」という。

これらの本能的な反応は、それを組織する爬虫類の脳と同じくらい原始的なものである。そのため、動物は刻々と変化する環境にスムーズに対応することができる。人間を含むすべての動物は、このような筋肉の動きと知覚の調整パターンを持っている。私たちは、トカゲやインパラとは違うが、それでも、新しい音や匂い、周囲の動きは、私たちに同じ基本的な反応パターンを呼び起こすのである。

ロシアの偉大な生理学者であるイワン・パブロフは、動物の条件付けに関する彼の偉大な著作の中で、この定位反応を認識し、記述している。彼は、この反応の生得的な特性を「shto eta takoe」反射と呼んだ。直訳すれば、「おやなんだ」反射となる。もう少しニュアンスを捉えるなら、「いったい何だろう?」「どうなっているんだろう?」「おいおい、一体全体どうなっているんだ!」というような、驚きと好奇心に満ちた反応に近い。この、反応と質問という二重の反応は、定位行動の中心的な特徴として広く認識されている。人間だけでなく他の動物にとっても、期待、驚き、警戒、好奇心、危険を察知する能力はすべて、これらの定位複合体から生じる運動学的・知覚的な意識の一形態である。トラウマを抱えた人の場合、これらのリソースは減少している。多くの場合、どんな刺激でも、適切な定位反応ではなく、典型的なトラウマ反応である凍りつき反応を活性化させるだろう。たとえば、トラウマに苦しむ帰還兵は、車のバックファイアの爆発音を聞いて卒倒してしまうかもしれない。

定位反応は、動物が環境に同調するための主要な手段である。これらの反応はつねに互いに融合し、さまざまな反応や選択を可能にするために適応している。どこに何があるのか、危険なのか、あるいは望ましいのかを判断するプロセスは、まず潜在意識で起こるのである。

最近、友人から、この動物的本能を鮮明に説明してくれるエピソードを聞いた。アフリカを旅していたアニタとその夫、そして三歳の息子は、ケニアでサファリに出かけた。マサイマラ砂漠をバンで移動し、休憩のために停車した。アニタと夫は車内で向かい合わせに座り、三歳の息子は窓の開いた夫の膝の上に座っていた。そのとき、私の友人は突然、わけもわからず、自分の身体が反対側の窓に飛びつくようにして、窓を閉めたことに気づいた。そのとき彼女は、バンの外の草むらからヘビが顔を出しているのを見たのだ。つまり、息子の顔の数メートル先にヘビがいるのに気づいたのだ。

母親の反応は、ヘビを認識するよりも先だった。反応の遅れは致命的な結果を招いたかもしれない。本能的な脳は、私たちが意識するよりもずっと前に、刺激を方向付け、整理し、反応することが多いのである。

逃げるか、戦うか……あるいは凍りつくか

見ていると、その前肢のいっぽうがゆっくりと動き、顔のそばのシダの葉を押しのけた。筋肉の発達した力強い腕だ。手にはものをつかめる三本の指があり、それぞれの指の先端は湾曲した鉤爪になっている。その手がそうっと、シダの葉を押しやった。グラントは戦慄した。（こいつ……われわれを狩ろうとしている）人間をはじめとする哺乳類にとって、爬虫類の獲物の狩り方はまったく異質であり、理解を超えている。人が爬虫類を忌みきらうのもむりはない。その絶対凝固ぶり、その冷酷さ、そのペース。なにもかもが異質なのだ。アリゲーターその他の大型爬虫類のただなかにいると、人はまったく異質な暮らし、まったく異質な世界、地球からとうに消滅してしまった世界の太古の記憶を思いだすのかもしれない。

——マイケル・クライトン『ジュラシック・パーク』

ある種の生物は、自分たちの安全を守るために、種に固有のメカニズムを発達させてきた。シマウマは発見され攻撃されるのを避けるためにカモフラージュを行い、カメは身を隠し、モグラは穴を掘り、イヌ、オオカミ、コヨーテは服従の姿勢で転がる。闘う、逃げる、凍りつくという行動は、爬虫類脳よりも先に生まれたほど原始的なものである。これらの生き残りの手段は、クモやゴキブリから霊長類や人間に至るまで、あらゆる種にみられる。

普遍的で原始的な防衛行動は、「闘争／逃走」戦略と呼ばれる。攻撃性を求められる状況であれば、脅かされた生き物は戦う。戦いに負けそうな場合は、逃げられるものなら逃げる。このような選択は頭で考えるのではなく、爬虫類脳と大脳辺縁系脳が本能的に仕組んでいるのである。戦っても逃げても安全が確保できない場合、もう一つの防衛手段である不動化（凍りつき）があるのだが、これも普遍的反応で、生存の基本である。生物学や心理学の教科書では、不可解な理由から、この防衛戦略が同等に扱われることはほとんどない。しかし、脅威を覚える状況下では、同じように有効な生き残り戦略である。多くの状況において、じつはそれは最良の選択である。

生物学的なレベルでは、成功とは勝つことではなく、生き残ることであり、そこに至る方法はあまり重要ではない。目的は、危険が去るまで生き続けることであり、その結果にはあとで対処する。自然は、どちらがすぐれた戦略であるかという価値判断を下さない。オポッサムが死を装ってぐったりしていると、コヨーテは立ち去る。するとオポッサムは不動状態から回復し、もっとよい対応ができたのでは、などと考えることもなく、さっさと歩き出す。動物たちは、凍りつくことを不甲斐なさや弱さのあらわれとは考えていない。私たちもそうであるべきだろう。

危険から逃れるために走ったり、戦ったりする目的は明らかである。不動反応の有効性はあまり知られていないが、生き残りのためのメカニズムとして同様に重要である。最終的に、どの本能的な反応が種の生存の可能性を高めるかは、自然のみが決定する。動物は、脅威に対して凍りつくかどうかを意識的にコントロールできない。人間でさえ、それはコントロール不能である。戦っても勝ち目がないうえに、逃げおおせることも不可能だと判断した場合、凍りつきに入るが、それにはいくつかの利点がある。

第一に、多くの捕食動物は、よほど空腹でないかぎり、動かない動物を食べることはない。不動は死を模したもので、肉食動物に「この肉はまずいかもしれない」という印象を与える。この欺瞞的な行為によって、獲物である動物は逃げるチャンスを得ることができる。

第二に、捕食動物は動いていない獲物を発見することが困難である。特に、獲物の色や外見がカモフラージュの役割を果たしている場合は、その傾向が顕著である。動物によっては、動いている獲物しか認識できないものもある。たとえばカエルやトカゲは、草むらにいる昆虫が動くまで、その存在を認識できない。また、多くの捕食者は、獲物が動かなければ、攻撃しようという衝動が起きない。

第三に、被捕食動物が群れをなしているときに、一匹が倒れることで捕食動物の注意を一瞬そらし、残りの群れを逃がすことができる。

第四に、すべての動物が食物連鎖のどこかに位置し、捕食者にも被捕食者にもなりうる世界において、自然は死の際に受ける苦痛を最小化する鎮痛メカニズムを提供してくれている。

通常の行動に戻る

私が不動反応や凍りつき反応を強調したのは、それがしばしば人間のトラウマにつながるからである。動物たちは、オポッサムであれ何であれ、それぞれのやり方で「死んだふり」をしたあと、後遺症に悩まされることはない。動物たちを注意深く観察すれば、彼らがどのようにして後遺症を免れているかがわかる。

森の空き地でシカの群れが草を食んでいる。小枝が折れる。瞬時にシカたちは警戒し、森の中に逃げ込む。追い詰められれば戦うこともあるかもしれない。一頭一頭が静止する。筋肉を緊張させ、耳を澄まし、空気の匂いを嗅ぐ（定位反応）。音の発生源を突き止めようとしているのだ。そして、安全だとわかれば、再び草を食み、子ジカを舐めてやり、乳を飲ませ、日光浴をする。ところが、別の刺激を受けると、再び高い警戒態勢に入り（過度の警戒）、逃げたり、戦ったりしようとする。数秒後、脅威を感じなくなると、シカはまた元の活動を再開する。

双眼鏡で注意深く観察していると、シカが高い警戒状態から、平常時のゆったりとした活動に移行する様子をみることができる。危険はないと判断すると、シカはしばしば身体をぶるぶると振ったり、ぴくぴくさせたり、軽く身震いなどをしはじめる。このプロセスは、首の上部、耳のあたりのごくわずかな痙攣や振動から始まり、胸、肩、そして最後に腹部、骨盤、後肢へと広がっていく。このような筋肉組織の小さな震えは、動物たちが一瞬にして強く活性化した神経系の状態を調整するための方法である。シカは一日に何十回、何百回とこのリズミカルなサイクルを繰り返している。このサイクルは、彼らが活性化するたびに発生する。シカたちは、リラックスしながらも警戒を怠らない状態と、張り詰めた緊張との間を、スムーズ、かつリズミカルに移動するのである。

動物から学ぶ

野生の動物たちは、私たちに健康や活力の基準を示し、生物学的な治癒のプロセスを教えてくれる。もし私たちが本能的な反応をしたらどうなるのか、その貴重な一端を垣間見ることができるのだ。動物たちは私たちの教師であり、自然というバランスのとれた世界の模範である。

　トラウマの治療を難しくしてしまうことの一つに、トラウマを生んだ出来事の内容に過度に注目してしまうことがある。トラウマを抱えた人は、自分を本能的な治癒力を持つ動物としてではなく、サヴァイヴァー〔生存者〕として認識する傾向がある。脅威から立ち直る動物の能力は、人間の手本になる。それは、私たちが生まれながらにして持っている治癒能力への道を指し示してくれている。トラウマによる衰弱から解放されるために必要な、本能的な戦略を見つけるために、私たちは、自分の動物的特性に注目しなければならないのだ。

第8章　生理はいかにして病理になるのか——凍りつき

舞台は整った

　トラウマの症状は、原始的な生物学的メカニズムから始まる螺旋状のプロセスで形成される。このプロセスの核となるのが、爬虫類脳が呼び起こす防衛機制である不動反応または凍りつき反応である。

　脅威に対して、生物は戦う、逃げる、凍りつくという反応を示す。これらの反応は、ひとまとまりの防衛システムの一部として存在している。闘争と逃走が阻止されると、生物は本能的に収縮し、最後の選択肢である凍りつき反応に移行する。このとき、闘争や逃走を実行することで排出されるはずだったエネルギーが増幅され、神経系に閉じ込められる。このような感情的で不安な状態では、今までの闘争反応が怒りに変わり、挫折した逃走反応が無力感へと変わるのである。怒りや無力感を特徴とする段階に移行した人は、突然、必死の逃走反応や怒涛の反撃に戻る可能性を持っている。

もし、有機体が戦ったり逃げたりして、脅威を解消することができれば、その巨大なエネルギーを解消することができ、そうすればトラウマは発生しない。

もう一つの可能性は、収縮が続き、怒り、恐怖、無力感が神経系を圧倒する活性化レベルまで蓄積されることだ。この時点で、動けなくなり、凍りつくか倒れるかのどちらかになるのである。このとき、強烈に凍りついたエネルギーは、排出される代わりに、恐怖、怒り、無力感という圧倒的で高度に活性化した感情状態に閉じ込められてしまう。

大脳新皮質が原因

なぜ人間は、動物のように異なる神経系の状態をスムーズに移動することができないのだろうか。その理由の一つは、高度に進化した新皮質（理性的な脳）が非常に複雑で強力なため、恐怖や過度のコントロールによって、爬虫類の核が生み出す本能的かつ繊細な回復のための衝動や反応を妨害してしまうことが考えられる。特に、新皮質は、エネルギーの放出を通じてトラウマを癒すための、より穏やかで本能的な反応を簡単に上書きしてしまうのだ。解放のプロセスを完了させるためには、爬虫類脳からの衝動から始まり、順次、次のステップへと導かれていかなければならない。新皮質は、本能的な情報を制御するのではなく、本来はそれを精緻化するべきなのである。

大脳新皮質は、脅威や危険に対する本能的な防衛反応である闘争、逃走、凍りつきの反応を上書きできるほど強力ではない。この点で、私たち人間は、依然として動物としての遺産と切っても切れない関係にあるのである。しかし、動物には高度に進化した大脳新皮質がなく、何らかの形でトラウマのエネルギーを放出することで、自然に正常な機能に戻ることを妨害されずに済んでいる。人間の場合、トラウマは、本能的なサイクルが始まったのに、それが終了することを許されないとき発生する。本能的にこのサイクルの完了を目指した動きが始まったのに、新皮質がその本能の働きを凌駕して無効化するとき、私たちはトラウマを抱えることになる。

恐怖と不動化

動物の不動反応の持続時間は通常制限付きであり、入っては戻り、入っては戻りを繰り返す。しかし、人間の不動反応は、超高速のエネルギーが、恐怖や恐れの感情によって神経系に封じ込められるため、簡単には解決しない。その結果、恐怖と不動化という悪循環に陥り、不動反応が自然に完了することができなくなるのだ。完了されない不動反応によって、トラウマが形成されるのである。恐怖と怒りによって凍りつき反応が引き起こされるが、実際の脅威がなくなっても、恐怖と怒りがなくならないために、凍りつきが維持されてしまう。

ハトが穀物をついばんでいるときに、誰かがうしろから忍び足で近づき、そっと抱き上げると、ハトは凍りつく。逆さまにされると、数分間、脚を宙に浮かせたまま不動状態を維持する。この状態から抜け出すと、ハトは何事もなかったかのように身体を起こし、飛び去っていく。しかし、人がハトを怖がらせたらどうなるだろうか。人が近づいてくると、ハトは恐怖をおぼえて必死で逃げようとする。怯えた状態で凍りついたハトは、先の例のハトよりもはるかに長く不動化状態にとどまる。トランス状態から抜け出すと、ハトは錯乱状態になってのたうち回り、ありとあらゆるものをつついたり、無秩序な動きを見せたりしながら飛び去る。恐怖は、不動化を大いに強め、かつ長引かせる。また、不動化から抜け出したあとの可動化のプロセスも恐怖に満ちたものになる。

「入ったときと同じ状態で出てくる」

私たちが不動状態に入るときに、高度に活性化され、恐怖を感じていたとすると、不動状態から抜け出すときにも、恐怖と高度の活性化を見せることになる。陸軍の移動外科病院（M・A・S・H）の衛生兵が負傷した兵士を説明する言葉に、「入ったときと同じ状態で出てくる」というのがある。兵士が恐怖とパニックを感じながら手術のための麻酔をかけられると、麻酔から覚めたとき、突然必死の形相を見せることがある。生物学的には、恐怖のさなかに捕らえられた動物が、命がけで戦うような反応をしているのだ。命がけで攻撃したり、必死の努力で脱出を試みようとしたりする衝動は、生物学的には理にかなっている。捕獲された獲物が不動状態から抜け出したとして、もしまだそこに捕食者が残っていれば、全力で攻撃できるかどうかで生死が分かれる可能性があるからだ。

レイプされた女性は、ショックから出てくるのに数か月、あるいは数年かかることもあるが、ショックから立ち直りはじめると、加害者を殺したいという衝動に駆られることがよくある。場合によっては、この行動を実行に移す機会があるかもしれない。そのとき、レイプ被害からすでに時間が経過していることから、計画性があるとみなされてしまうことがある。そのため、「計画性のある殺人」として裁判にかけられ、有罪判決を受けてしまった人もいる。おそらく、法廷において生物学的な反応に対する正当な理解がなされなかったために、不当な判決を受けることになってしまったのだろう。これらの女性の多くが、強く活性化したままで不動状態に入り、出てくるときも同様の高い活性化を体験し、そのとき、少し遅れた反応として、強い怒りと自己防衛を行うことへの衝動を感じたのであろう。こうした女性たちは、このような反応に基づいて行動していた可能性がある。これらの報復は生物学的動機によるもので、必ずしも計画的な復讐によるものではないかもしれない。これらの殺人のいくつかは、トラウマ後のショックを効果的に治療することで防ぐことができたかもしれない。

トラウマ後の不安では、不動状態は主に内面で維持される。激しい攻撃性への衝動は非常に恐ろしいものであり、トラウマを負った人は、それを外部に向けて表現するのではなく、自分自身の内側に向けることが多い。この内面に向けられた憤怒は、不安性うつ病やPTSDのさまざまな症状として現れる。必死に逃げようとしても、再び捕まって囚われの身になってしまうハトのように、不動状態から抜け出しはじめたトラウマサヴァイヴァーは、自分が突然興奮したり、自他に暴力をふるったりしてしまうのではないかと恐れ、再び凍りつきへと戻ってしまう。そして彼らは恐怖、怒り、不動という悪循環の中にとどまる。彼らは全力での脱出や怒りに満ちた反撃の準備を整えているが、自分自身や他者への暴力に対する恐怖から、身動きがとれないままにとどまる。

あたかも死んでいるかのように

第7章では、獲物である動物にとって不動反応が生物学的に有利であることを説明した。獲物が死んだふりをして捕食動物を欺くことは、しばしば有効である。しかし、欺かれるのは捕食動物だけではない。じつは、死んだふりをしている被捕食動物自身も、欺かれるのである。彼らの身体の中で生じる生理的反応そのものも、あたかも死んでしまったかのような状態になる。動物は、「不動反応を過剰に繰り返すこと」で実際に死んでしまうこともある。最終的に生と死をコントロールしているのは爬虫類脳である。その動物が死んだ、というメッセージを繰り返し受け取れば、爬虫類脳もそれを真に受けるかもしれない。しかし、ほとんどの場合、爬虫類脳は、動物が死んでしまったとは認識しないため、深刻な事態に至ることはない。動物は一定時間不動状態にとどまると、やがて震えながらエネルギーを放出し、不動状態から抜け出す。こうして、サイクルは完了するのだ。

人間の場合は脳が高度に発達しているため、不動状態から抜け出すプロセスはより複雑になる。自分や他人に対する恐怖、怒り、暴力を経験する恐れや、可動化の過程で排出されるエネルギーに圧倒される恐れがあるため、人間の不動反応は維持される。凍りつき反応を完了から遠ざけている要素はこれだけではない。死への恐怖もその一つである。私たちの新皮質は、不動を死のように感じる。死は、人間にとって絶対に忌むべき経験である。動物にとっては、生と死は一続きのシステムであり、純粋に生物学的な問題である。人間は死に意味づけし、それを恐れている。夢の中でさ

え も死を避ける。落下する夢を見て、地面や水面などにたたきつけられる寸前に目が覚めたことがあるだろう。自分を傷つけようとする誰か、または何者かに追いかけられ、刺される、撃たれるなどの致命的な一撃を受ける寸前に目が覚めたことはないだろうか。不動反応が死のように感じられるために、人は不動化を忌み嫌い、自然に不動化が解けてきて、元に戻るまでそこにとどまって待つということができないのである。人間は不動化を恐れ、完了まで待つことを避ける。私たちの多くは、不動状態に入るにも、不動状態から抜け出すにも耐性が低いため、トラウマ症状が蓄積され、維持され、より複雑になっていく。

凍りつくような死の感覚を体験し、同時にそれに伴う恐怖を解き放つことができれば、私たちは不動状態を通り抜けて可動化に至る体験をすることができる。しかし、これは「歯を食いしばって耐える」というたぐいのものではない。生物は、外的な体験と同様に、内的な体験からも危険に関する合図を受け取る。凍りつきの反応が恐怖、怒り、死の体験へと発展すると、その出来事が起こったときと同じように、不動状態から出てくるときも感情的に反応する。不動状態から抜け出す試みをする際には、比較的安全な状態で、フェルトセンスを通して徐々に体験するとよい。この時間がひどく長いと感じるかもしれないが、不動状態から抜け出すのに必要な時間は、比較的短いのである。

累積効果

トラウマの症状は一夜にして形作られるものではない。凍りつき反応が症状化し、慢性化するには数か月かかる。何をすべきかがわかっていれば、時間は十分にある。圧倒的な出来事に対処するにあたり、やり残した生理的な反応が症状として定着する前に、そのサイクルを完了させてやればよいのだ。しかし、私たちの多くは、どうすればいいのかわからない。あるいは、この問題を解決する方法があるということを知らない。多くの人は、圧倒されるような出来事に対処することを避け、苦しみに満ちた未解決のトラウマを抱える。

凍りつくことを繰り返したとしても、生理的レベルではそのたびに同じことが起きているにすぎない。しかし、一つだけ重要な違いがある。凍りつくたびに、累積効果により、その凍りつきを抑え込むためのエネルギー量が増加するのである。エネルギーが増えれば、症状も増えていく。不動反応は慢性化するだけでなく、激化していく。凍りついたエネルギーが蓄積されると、それを必死に封じ込めようとする症状も蓄積されるのである。

生理が病理になるまで

手術や事故によって私たちの新皮質の広い領域が破壊されたとしても、私たちはそれなりに機能することができる。しかし、爬虫類脳やそれに関連する構造にわずかな「傷」ができただけでも、動物や人間の行動パターンは大きく変化してしまう。極端なアンバランスは、睡眠、活動、攻撃性、食事、性欲のパターンの変化として現れてくるだろう。実験によると、完全に動けなくなる動物もいれば、逆に過剰に活動的になる動物もいる。死に至るほどの過食または不食になったり、自発的に水を飲まなくなったりする。また、セックスに執着して他の欲求を満たすことができなくなったり、逆にセックスに無関心になって交尾や繁殖をしなくなったりすることもある。このように重大な不適応が起こるため、その動物は通常の条件下では生き残ることができない。このような不適応は、脳の原始的な部分を電気的に刺激することによっても生じさせることができる。また、トラウマ後のストレスによっても、このような変化が生じる。ただし、その程度は必ずしも同じではない。

トラウマにおける病理とは、生理、行動、感情、精神といったあらゆる側面において、本来神経系が活性化したエネルギーを調整することができるように備え付けられた機能を、不適応に利用することであると考えることができる。病理、すなわち症状は、ある意味、有機体の安全弁となる。この弁は、システムの機能をなんとか維持できるレベルまで、圧力を逃がす。生き残りのための機能と鎮痛効果に加えて、不動反応は重要な神経回路のブレーカーでもある。これがなければ、人間は過剰なエネルギーを抱え込まずに、絶体絶命の、脱出不可能な状況で引き起こされる激烈な活性化に耐えることはできない。実際、凍りつき反応からはいろいろな困った症状が引き起こされるが、それでも、もしシステムにこの安全弁がなかったらどうなるかと考えると、感謝さえも感じられる。病的なレベルに至ると、有機体は生き残りのために可動化された未放出のエネルギーを封じ込めるために、フェルトセンスを使ってあらゆる思考、感情、行動を体験することになる。食事、睡眠、セックス、一般的な活動など、爬虫類脳が調整する機能は、症状を根づかせるための広範で肥沃な苗床となる。拒食、不眠、性的行動化、躁的多動などは、有機体の自然な機能が不適応を起こしたときに生じる症状の、ほんの一例にすぎない。

……エネルギーは純粋な喜びである。

——ウィリアム・ブレイク

第9章　病理はいかにして生理になるのか——凍りつきを溶かす

第8章で取り上げたトラウマの爆発的なエネルギーにおいては、恐怖と不動が強くカプリング〔結合〕している。トラウマを克服する鍵は、通常は期限つきの不動状態と、それに伴う恐怖との、カプリングを解くことにある。動物は、不動状態から抜け出すとき、激しい反撃や、やみくもな逃走を試みる。気を失ったり、不動状態に入ったりする前には、動物は命がけで闘うか逃げるかを試みる。そして、不動状態から抜け出すときに、不動状態に入る前の命がけの闘争／逃走のエネルギーが爆発的に再現されるのである。人間も不動状態から抜け出そうとするとき、突然、圧倒的な感情の高まりに襲われることがある。このような感情の高まりはすぐに行動に移されないため、このエネルギーは、強い怒りや恐怖とカプリングすることがある。自他への暴力を強く恐れ、そのために不動状態が再活性化され、結果として恐怖で凍りついた状態がいつまでも続くことになる。これがトラウマの悪循環である。

ナンシー再考――はじめのステップ

第2章で、私はナンシーがリラックスするのを助けようとしたが、その際、彼女は長い間抑えられていた不動状態から抜け出しはじめた。すると彼女の人生の大半の間抑え込まれていた覚醒と、激しい怒りと恐怖の感情が劇的に噴出してきた。ナンシーは、襲いかかろうとするトラの内なるイメージに反応した。そして、実際のトラウマを被ってから数十年後に、ようやく積極的な逃避反応を完了し、凍りついていたエネルギーを解き放つことができた。ナンシーは、想像上のトラから逃げる際に、強烈ではあるが、生物学的に適切な反応を動員することができた。そして、不動状態が解除されはじめると、覚醒のエネルギーの放出が始まった。数十年たって、

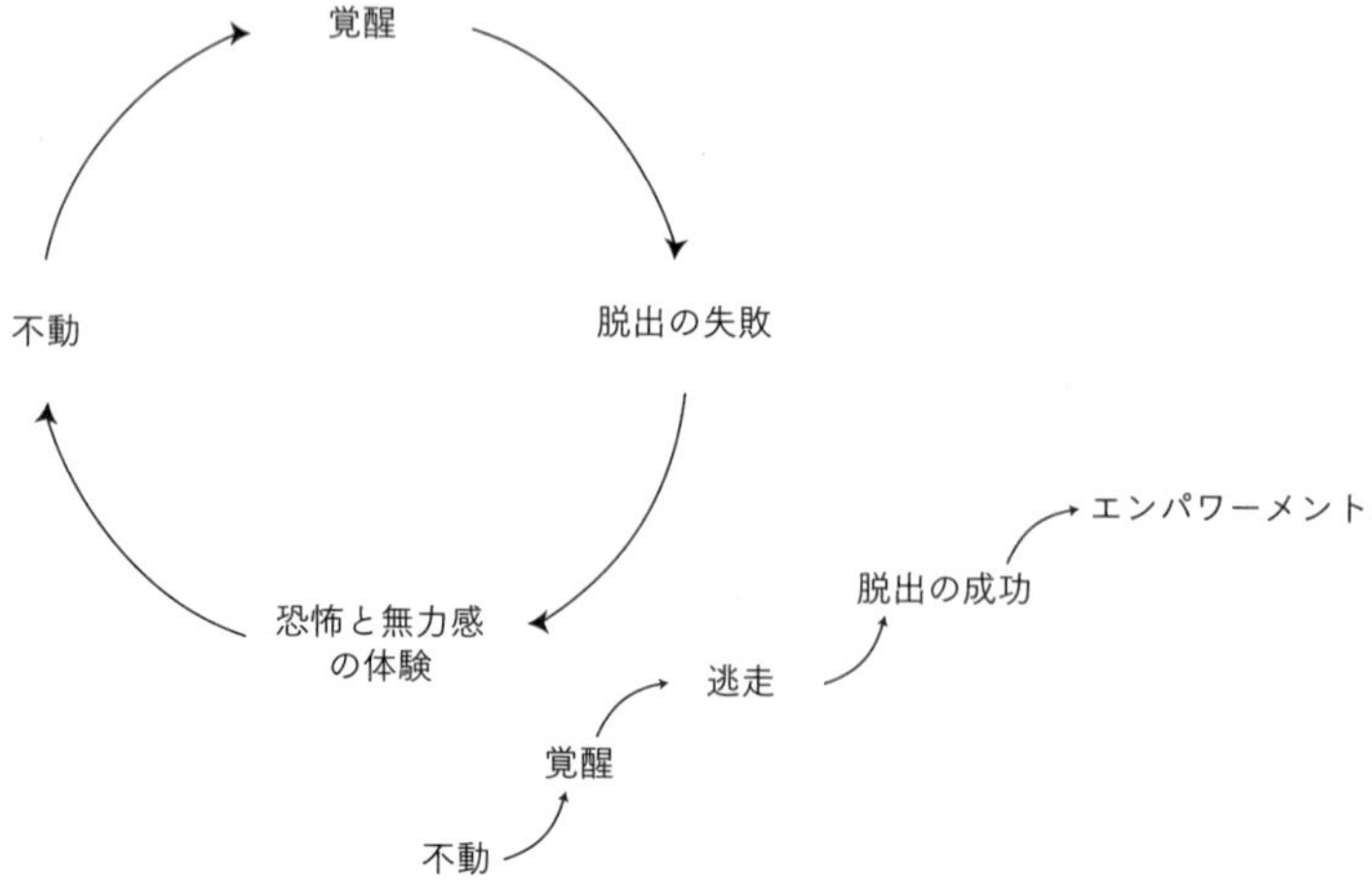

図1　ナンシーの変容の生物学

ナンシーはようやく、エネルギーを解放することができたのだ。ナンシーは、神経系の強い活性化を体験しながらも、子ども時代の無力な状態を、大人になってからの今・ここの能動的な反応によって上書きするという、生理的な選択を行ったのである。彼女の有機体は、凍りつく必要がないことを、ほとんど瞬時に学習した。トラウマ反応の核心は、最終的には生理的なものであり、生理的レベルで治癒が始まるのである。

すべてはエネルギーの問題

不動反応や恐怖、怒り、無力感といったトラウマ的な感情の根底にある力は、究極的には生物学的なエネルギーである。このエネルギーにどのようにアクセスし、統合するかによって、私たちが凍りついたまま圧倒され続けるのか、それともそれを乗り越えて不動化を溶かすことができるのかが決まる。トラウマ的体験では、同時にたくさんのことが起こるが、たとえそうであったとしても、適切なサポートと導きがあれば、私たちは恐怖に打ち勝つことができる。高度に発達した思考と知覚の能力をフル活用すれば、トラウマ反応から意識的に抜け出すことができるのである。このプロセスは、一気に進めるのではなく、少しずつ行う必要がある。怒り、恐怖、無力感といった強烈なカタルシスを伴う爆発的な反応に取り組むときは、少しずつ進むことが最善である。

トラウマを被ったあと、どれほど長い時間がたっていたとしても、凍りつき反応を完了させるための衝動は活性化した状態にとどまっている。これを利用する方法を学べば、この衝動は、トラウマの症状を克服するための最大の味方になるのである。衝動はいつもそこにある。したがって、はじめのセッションでうまく扱えなかったとしても、衝動がなくなるわけではないから、準備が整ったときに再び挑戦できるのだ。

ナンシーが見事な治癒を見せたのは、パニックが最高潮に達した瞬間にトラから逃げるという、決定的なタイミングを捉えたおかげである。ナンシーは、逃げて治るか、さもなければ再び圧倒的な無力感と不安の渦に巻き込まれるかの、たった一度のチャンスをものにしたのだ。ナンシーとのセッションから数年後、私はトラウマを癒すためのパズルを組み立てはじめた。その鍵は、トラウマの症状に結びついた強力なエネルギーに、徐々に、やさしく働きかけることだった。

マリウス——次のステップ

これから紹介するある青年の物語は、ナンシーとの体験後、私がどのようにしてトラウマ療法を洗練させていったかを示している。マリウスは、グリーンランドの人里離れた村で生まれ育った二〇代半ばのイヌイットで、小柄で知的、内気で少年のような顔立ちの青年であった。私が、彼とのセッションを本に書いてもいいかと尋ねると、彼は目を大きく見開いた。私は、彼の名前と身元は修正して、誰だかわからなくするつもりだと言うと、彼はこう言った。「それは光栄なことです。ぜひ私の名前を出してください。私の家族や村の友人があなたの本を読んだら、あなたが話しているのが私だとわかるようにしてほしいのです」。というわけで、これはマリウス・イヌーストック・クリステンセンの物語である。

マリウスは、デンマークのコペンハーゲンで行われた私のトレーニングに参加した。彼は、特に尊敬する男性に認められたいと思うとき、不安やパニックを起こす傾向があると言った。この不安は、脚力の低下や右脚の横の刺すような痛みとして彼の身体に「症状化」され、しばしば吐き気の波を伴った。マリウスが、この体験について話していると、彼の頭や顔はとても熱くなり、汗をかきはじめ、顔は赤くなった。このような感覚について話しているうちに、マリウスは、彼が八歳のときに体験したことを思い出した。

マリウスは、ひとりで山歩きに出かけた。その帰りに三頭の野犬に襲われ、右脚をひどく咬まれた。彼は、野犬に咬まれたときの感触を思い出し、また、近所の人の腕の中で意識を取り戻したことを思い出した。父親が苛立ちながら玄関にやってくるイメージが浮かんできた。彼は父親から拒絶されたことに傷つき、腹立ちを覚え、また恨みも感じていた。特に、新品のズボンが破れて血まみれになってしまったのを鮮明に記憶していた。マリウスは、このときのことを話しながら、明らかに動揺していた。

私は彼に、そのズボンについてもっと詳しく話してくれるよう頼んだ。このズボンは、その日の朝に母親からもらった、思いがけないプレゼントだった。それは、ホッキョクグマの毛皮で作られた特別なものだった。このときマリウスの感覚ははっきりと切り替わり、喜びと誇りを表していた。マリウスは高揚し、両腕を前に出して、まるで柔らかい毛皮を感じ、新しいズボンの温かさに浸っているようにみえた。「これは、村の男たち、つまり狩人たちが履いているのと同じ種類のズボンなのです」。彼はますます高揚し、狩人のイメージを細部まで生き生きと語りはじめた。彼は、手でズボンを触る感覚を想像していた。

「では、マリウス」と私は言った。「ズボンの中の脚を感じることができるかな？」

「はい。自分の脚を感じることができます。狩りをするときの男たちのように、とても力強く感じます」

イメージと身体感覚の体験が広がっていくと、マリウスはあたりに岩が広がっているのが見えると言った。そこで私は、ズボンの感触を確かめてから、岩を見るように言った。

「まるで脚が跳びはねたがっているみたいです。いつものようにこわばっておらず、軽く感じます。まるでバネのように軽くて強い感じです」。そこで彼は、岩のそばに、長い棒が落ちていると言った。彼はそれを拾い上げた。

「それは何だい？」と私は聞いた。

「槍です」

マリウスは続けた。「僕は巨大なホッキョクグマを追っています。男たちと一緒ですが、仕留めるのは僕の役目です」

マリウスが岩から岩へと飛び移りながらクマを追っている様子をイメージするにつれて、彼の太もも、骨盤、体幹の筋肉が微細な動きをするのが見て取れた。

「あそこにいる！……僕は立ち止まって槍で狙いを定めます」

「いいぞ！」と私は言った。「それを全身で感じてごらん。岩の上に脚が乗っている感覚、脚に力を入れ、背中と腕を弓なりに反らせる感覚を感じて。その力強さを全身で感じるんだ」

この「夢の時間」での空想遊びは、野犬に襲われて圧倒されたときに、完了できないままそらされてしまった彼の本能的な攻撃行動を刺激している。この遊びは、攻撃反応を促す呼び水となり、最終的には、野犬に襲われたときの不動反応と凍りつきを溶かすためのリソースとなる。

「槍が飛んでいくのが見える」とマリウスが言った。彼は小さく姿勢を変化させた。彼の脚や腕がかすかに震えている。私は、その感覚を感じるように促した。彼は興奮と喜びが波のように押し寄せてくると言った。

「やった！　ホッキョクグマを僕の槍で倒したんだ！」

「他の男たちはどうしている？」と私は尋ねた。この質問が、さらなる攻撃反応を呼び起こすことを願っていた。

「男たちはクマの腹を切り裂いて、内臓を取り出し、毛皮を切り取っています。ズボンとコートを作るためです。そして、その肉を村まで担いでいきます」

「手を脚において、ズボンを感じてみてごらん、マリウス」。私は、引き続きマリウスが自分の脚の感覚からリソースを作り出すのを助けた。そして、時間をかけてリソースを蓄積し、無力感からの脱出の可能性を徐々に高めていった。ナンシーのときは、ナンシーがうまく逃げおおせるか、再トラウマ化してしまうかの二択しかなかったが、マリウスとのセッションでは、徐々に進んでいくことにした。

マリウスの目には涙が浮かんでいる。

「できるかな？」と私は尋ねた。

「わからない……怖いです」

「脚をさわって。ズボンを感じてごらん」

マリウスは、イヌイット語で荒々しく甲高い声で叫んだ。「ああ……そうだ。今僕はクマの腹を切り裂いている。すごい血だ……内臓を取り出すんだ。今度は毛皮を肉から切り離すんだ。毛皮がキラキラ光っている。美しい毛皮だ。厚くて柔らかい。とても暖かそうだ」

マリウスの身体は再び興奮、力強さ、征服の感覚で震えはじめた。活性化と覚醒は非常に激しく、全身に及んだ。それは野犬に襲われたときのレベルに近いものだった。

「どんな感じかな？　マリウス？」

「ちょっと怖いです……こんなに強い感情を感じたのは初めてかもしれません……大丈夫かな……でも、とてもパワフルでエネルギーに満ちているのを感じます。これを信じていいのかな……わからないけど……強い感覚です」

「脚を感じるんだ。手でズボンをさわってごらん」

「ああ、少し落ち着きました。もう不安は感じません。むしろ力強さを感じます」

「よし、そうだ、いいぞ。さあ、では村のほうへ戻ろう」。マリウスが新たなリソースを獲得し、準備ができたように見えたので、今度はトラウマを被ってしまった瞬間に導くのだ。

数分が経過し、マリウスの胴体は収縮し、動かなくなった。心拍数は増加し、顔は赤くなった。

「野犬だ……、こっちに向かってくる……」

「脚を感じて、マリウス！　ズボンをさわるんだ」。私は鋭く命じた。

「脚を感じてごらん。今何が起きているんだい？」

「僕は向きを変えて引き返している。野犬が見えます。電柱が見えます。僕は電柱のほうへ向かっていこうとしてる。こんなことがあったのを今思い出しました……」。マリウスは青ざめた。

「だめだ、力が入らない」

「ズボンを感じて、マリウス！」と私は命じた。「手でズボンをさわるんだ」

「僕は走っています」。マリウスの顔に赤みが戻ってきた。「自分の脚を感じます……強い脚だ。さっき岩の上にいたときみたいだ」。再び彼は青ざめ、叫んだ。

「ああ……脚が焼けるようだ……動けない……動こうとしても、動けない……。だめだ、もう脚がしびれている……何も感じない……」

「振り返るんだ、マリウス！　野犬を見るんだ！」

ここが決定的な瞬間だった。私はマリウスにペーパータオルを一つ手渡した。もし今、再び不動化に陥ってしまったら、彼は再トラウマ化してしまう。するとマリウスはすごい力でペーパータオルをねじり、真っ二つに裂いた。私を含めて、トレーニングに参加していたメンバーは、その様子を見て、目を見張った。

「さあ、もう一匹だ。右を向いて……野犬の眼をしっかり見るんだ」

マリウスは、今度は、怒りと勝利の雄叫びをあげた。彼の身体感覚が落ち着くまで、私は数分間待った。そしてこの激しい反応を統合するようにさせた。さらに、私はもう一度彼にあたりを見てみるように言った。

「何が見える？」

「見えます……野犬が、みんな血まみれで死んでいる」

ホッキョクグマを殺し、内臓を取り出したことをイメージしたことから、マリウスは、野犬を殺す準備ができたのだ。

彼の頭と視線がゆっくりと右を向きはじめた。

「何が見える？」

「電柱があります……ボルトが打ってある」

「よし、脚をさわろう。ズボンをさわってみて」

私は、今度は逃走反応を完了させるために、マリウスに走るように言おうと思った。しかし、その前に彼はこう叫んだ。

「僕は走っている。自分の脚を感じることができます。バネのように力強い」

リズミカルな振動がズボン越しに見え、全身が震え、振動している。

「僕は上に登ってる……登ってる……野犬が下にいるのが見える……野犬は死んだ。そして僕は安全だ」。彼は静かにむせび泣き、私たちは数分待った。

「今、何を体験しているんだい？」

「大きな腕に抱かれているような感じです。その人は僕を腕に抱き、その手が僕の手を包んでいます。その人は僕を腕に抱いていています。僕は安全だと感じています」

マリウスは、村の垣根や家の様子を次々と報告した。その間も彼は静かに嗚咽していた。

「その人が家のドアをノックしています。ドアが開くと、父さんが出てきました。父さんはとても動揺して、タオルを取りに走っていった……。僕の脚はひどく出血している……。ズボンが破れている……。父さんはとても動揺している……。父さんは僕を怒っていない。とても心配しているようです。ああ、痛い。石鹸がしみる」

マリウスは今、完全で穏やかな波を体験しながらむせび泣いていた。

「痛いです。でも泣いているのは、痛いからではなくて、父さんが僕を怒っていないから……。父さんは動揺して怖がっているのがわかるんです。身体全体が震えて、じんじんしています。そして温かい。父さんは僕を愛してくれている」

マリウスは柔らかく震え続け、身体からはしっとりとした温かい玉のような汗が吹き出していた。

「お父さんに愛されていることを、今、身体でどう感じているかな？」と私は彼に尋ねた。しばしの沈黙があった。

「温かい……とても温かい……穏やかな気持ちになります。もう泣かなくていい、僕は大丈夫。父はただ怖かっただけなんだ。父が僕を愛していないわけではなかったのです」

再交渉

当初、マリウスが持っていたこの出来事に関するイメージや記憶は、「血まみれのズボン」、「引き裂かれた肉」、そして「父親の拒絶」だけだった。しかし、ここにも毛皮のズボンという治癒の核となるポジティブな種があった。ズボンは、トラウマ的な出来事の「再交渉」を成功に導く糸となったのである。

破れて血まみれになったズボンのイメージがマリウスを活性化させ、毛皮のズボンのプレゼントを想像して、彼の幸福感もまた喚起された。初めてこの男らしさのシンボルをプレゼントされたとき、彼は喜んだ。山への散歩はイニシエーションであり、通過儀礼であった。ズボンは、この「山歩きという通過儀礼」のためのパワー・アイテムだった。セッションのはじめに、マリウスはこのプレゼントを受け取ったときのことを思い出して「喜びのあまり飛び跳ねたく」なったが、このとき、最終的に彼の凍りつき反応を溶かすのに不可欠な可動化のパターンとして、「脚を使って飛び跳ねる動作」というリソースを再び呼び覚ましたのだ。

トラウマの再交渉を成功させるためには、十分な活性化があることと、エネルギーの解放を安全に行うためのリソースが充実していることが必要である。マリウスは、トラウマの周辺のささいな体験から、凍りついている「ショックの核」に移動していった。マリウスの活性化が進むにつれて、彼の未解決の凍りつきパターンは、柔軟で解決可能なパターンへと変化していった。

私はマリウスに、ズボンにまつわる最初の肯定的な体験を味わってもらい、次に、トラウマ的で凍りつくような「ショックの核」に向かってトラッキング〔イメージ、感情、感覚などを追いかけていくこと〕するように促した。すると喜びの体験が、子どものころの敗北と拒絶の体験に結びついたのである。このことは、彼に新しいリソース、すなわち自然な攻撃性と力を与えた。マリウスが、この新しく見つけた自信で武装し、岩のイメージを見たとき、彼のリソースが具体的な形をとりはじめた。岩から岩へと飛び移り、棒を見つけ、拾い上げることで、マリウスの創造的なプロセスが進んでいき、彼のリソースを発達させ、その結果、マリウスが目前に差し迫った挑戦に立ち向かうことを可能にした。狩人のように攻撃性を帯びながら、彼は想像上のホッキョクグマのあとをトラッキングし、私は彼の身体的反応をトラッキングした。マリウスは、力を取り戻した脚のイメージと感情、そして村の男たちとのつながりによって、力を得ていたのである。この力強さを感じながら、彼は猛獣に対して正確に狙いを定め、仕留めた。そして、ついに恍惚とした表情で、想像上のクマを討ち取ったのである。これが想像であったとしても、フェルトセンスが存在しているために、マリウスにとってこの体験は、精神的、生理的、霊的な意味で、実際に体験したのと同様に、リアルに感じられた。この点が重要である。

次の一連の流れの中で、真の試練が起こった。マリウスは力を得て、勝利し、彼は村のほうへ戻っていった。彼の意識は拡大していた。マリウスはここで初めて、道の様子や野犬の姿をはっきり見ることができ、それらを描写した。以前は記憶喪失のような状態にあり、これらのイメージはまったく思い出すことができなかった。マリウスは、襲ってくる野犬に背を向けて電柱のほうへ向かって逃げようとしたことを思い出した。このときマリウスは、自分の脚の力強さを感じることができたので、もはや不動反応にとらわれてはいなかった。彼は今、選択することができる。猛獣を仕留めたことからくる恍惚とした震えのエネルギーは、走る力へと変化した。しかしこれはほんの始まりにすぎず、走ることはできても、まだ逃げおおせてはいなかった。私は、彼が再び不動状態に陥らないように、野犬のほうを向くように指示した。このとき、彼は反撃に出る。最初は怒りに満ちていた。そして戦いに勝ってクマの内臓を引き出したときと同じ勝利の喜びと共に、野犬も討ち取った。私の作戦は成功した。マリウスは今や勝利者であり、もはや打ち負かされた犠牲者ではなくなった。

しかし、再交渉はまだ未完了である。次の場面では、マリウスは電柱に向かって走る準備をした。彼は子どものころ、野犬から逃げようとしたがうまくいかず、そのときからこのセッションの瞬間まで、逃げたいという衝動は未完了に終わっていた。新しいリソースを得て、彼は電柱に向かって逃げることで、逃走反応を完了させた。彼はすでにイメージの中で野犬を殺してしまっているから、順番が逆のように感じるだろう。しかし、この順序は、彼の本能にとっては完璧につじつまがあう。彼は今、八歳のときから凍りついていた不動状態から抜け出し、トラウマ解放のサイクルを完了させたのだ。一年後、私はデンマークに戻り、マリウスが、かつてセッションで訴えていた不安症にもはや苦しんでいないことを知った。彼のトラウマの再交渉は、永続的な変化をもたらしていたのである。

ソマティック・エクスペリエンシング®——段階的な再交渉

マリウスの幼少期のトラウマに対し、段階的に、そして神話的に再交渉していったこのセッションには、いくつもの要素が関与している。マリウスの経験が神話的豊かさに満ちているといえるのは、彼が原住民だからではない。人種を問わず、トラウマの再交渉とは、本質的に神話的、詩的、英雄的な旅なのである。私はこれを一〇〇〇回以上のセッションで実感した。私たちは人間という動物であり、したがってこの英雄的な旅は、人類すべてにとって意味のあるものなのだ。たとえ都市から一歩も外に出たことがない人であっても同じである。トラウマを解放するプロセスは、社会的・文化的な制約を越えて、より普遍的な感覚へと私たちを向かわせる。ナンシーが突然、想像上のトラから逃げ出したのとは対照的に、マリウスの再交渉は段階的に進んだ。

ソマティック・エクスペリエンシング®は、トラウマの再交渉のための、穏やかに一歩ずつ進んでいくアプローチである。フェルトセンスは、トラウマの症状に縛りつけられて滞っている巨大なエネルギーに触れ、それを徐々に可動化へと導いていくために欠かせない。それは、タマネギの皮をゆっくりと剝いでいき、トラウマを抱えた内なる核を注意深く明らかにしていくようなものである。これらの原理がどのようにして導き出されたかという専門的な情報については、本書の意図を超えるため、ここでは扱わない。

トラウマを癒すには時間がかかることを理解することは重要である。回復への道のりは、ときに劇的で痛快な瞬間もあるかもしれないが、往々にしてゆっくりであり、凡庸に感じるものである。マリウスの癒しは神話とドラマに満ちていたが、彼のトラウマを解決する鍵は、有能で叡智に満ちた部族の一員であるという自己認識を取り戻すことにあった。

マリウスの癒しの旅は、たしかに私たちにインスピレーションを与えてくれる。彼の癒しの萌芽は、不動状態のうちに束縛されていた膨大なエネルギーを生理的に排出することにあったということを、私たちは心にとどめておく必要がある。このセッションでは、マリウスと一緒に、その圧縮されたエネルギーに安全にアクセスし、徐々に利用する方法を見つけることができた。

私たち一人ひとりにとって、トラウマを克服することは、創造的な輝きを放つ瞬間であり、深い学びであり、そして辛く退屈な作業でもある。しかしそれは英雄的な旅である。それは、圧倒されることなく、安全で穏やかに不動状態から抜け出す方法を自分自身で見つけるプロセスでもある。その一部は、マリウスの一回のセッションのような凝縮された出来事で起こるかもしれない。しかし多くの場合、そのプロセスはよりオープンエンドで、時間をかけて徐々に起こるだろう。

再交渉の要素

マリウスの物語をたどることで、私たちはトラウマの影響を癒すために不可欠な要素を特定することができる。マリウスが初めて自分の物語を語りはじめたとき、彼は血まみれで破れたズボンと父親の拒絶に釘付けになっていた。そのときは、このただ一つのイメージが、事件全体の意味を支配していた。出来事全体が一つのイメージに凝縮されるのは、トラウマの特徴である。この出来事から、マリウスは敗北と傷の痛みの記憶と、拒絶感を抱くようになった。セッション中、血まみれの破れたズボンのイメージに伴っていた感情を、分析したりコントロールしたりせずに、ただ感じると、その感情に変化が現れはじめた。敗北、傷、拒絶ではなく、彼の毛皮のズボンは、打ち負かされ、傷つき、拒絶されたのとは正反対の感情を刺激する基盤となった。母親からの贈り物のイメージの中には、飛び上がりたいほどの喜びの感覚があった。

マリウスは、フェルトセンスに触れることで、痛みや傷の中に宝石の原石を見つけることができたのだ。そして、その宝石を手にしたマリウスは、痛みに打ちひしがれるのではなく、SE™セッションを通して、幼いころ成し遂げられなかった通過儀礼を完了させ、男らしさと自立を獲得したのである。毛皮のズボンという贈り物を喜んで受け取ったとき、彼は活性化から不安を切り離すことができるようになった。生きることの興奮と喜びを恐怖から切り離すことで、内なる生命力であるトラを目覚めさせるためのもう一つの重要なステップを踏み出したのである。

次の流れでは、マリウスはこの興奮を拡大し、深めていった。手でズボンを感じ、ズボンの中で自分の脚を感じることで、マリウスはフェルトセンスを通して深いリソースを確立しはじめた。フェルトセンスとつながることで、私たちは変容へと導かれるのである。

私たちは、恋をすると、その流れに足をとられる。一方、トラウマを受けると、足元から流されていき、叩きのめされてしまう。マリウスは、村の猟師たちと同じように、自分の脚とのつながりを取り戻すことで、自分の身体と社会的な世界に根を下ろすことができた。地に足をつけることは、トラウマを癒すための重要なステップなのである。

マリウスは、自分が山を歩き、岩に飛び乗る姿を見ることで、強さと弾力性《レジリエンス》の感覚を身につけた。この弾力性《レジリエンス》は、文字どおり、バネのような脚の動きである。また、比喩的にいえば、トラウマから立ち直り、トラウマを乗り越えていくための回復力《レジリエンス》でもある。

次に、マリウスは想像上のクマを追跡し、仕留める準備をすることで、子どものころに圧倒され、失ってしまった攻撃性を再び可動化することができた。攻撃性の回復は、トラウマを癒すためのもう一つの重要な特徴である。攻撃性を取り戻すことで、マリウスはトラウマを解決するための最後のステップを踏み出す力を得ることができた。この新たに発見された攻撃性によって、マリウスは不安という複雑な感情を、喜びと勝利、熟達へと変容させていった。想像の中でクマを槍で突くことで、彼は勝利をもたらす能動的な行動を完了した。彼は、もはや打ち負かされた子どもではなくなったのである。無力な凍りつきを、一つずつ、能動的で攻撃的な反応へと置き換えていくことで、マリウスは自分のトラウマとの再交渉を果たしたのである。

この再交渉では、攻撃的な反撃反応に加え、積極的な逃走、つまり走り出す反応が起きていることがわかる。マリウスは、電柱に登って周囲を見渡す体験をすることで、定位反応を完了させ、トラウマの再交渉を終了する。これまでマリウスにとっては、興奮することと恐怖を感じることは同義だった。しかし、定位反応を完了させることで、彼は、生きる喜びがもたらす活性化から、恐怖を切り離すことができた。再交渉は、トラウマの影響で減少したリソースを回復させるのに役立つ。再交渉の全体的な戦略は次のとおりである。最初のステップは、フェルトセンスとの関係を築くことである。これができれば、震えやその他の自発的なエネルギーの放出を含む感情の流れに身をゆだねることができる。フェルトセンスを使えば、活性化と恐怖が強く結びついているオーバーカプリング〔不適応な固着〕を解くことができるのである。活性化はエネルギーを帯びて、不安と同義な状態にある。このエネルギーを、不安とは切り離して、自由に使えるものにしておきたい。そこで私たちは、活性化のエネルギーをグラウンディングさせる必要がある〔グラウンディングは、地に足をつけることと、感電を防ぐためにアースを取ることの両方の意味を含んでいる」。レジリエンス、つまり弾力を持った強さは、無力感の反対語である。木は、根がグラウンディングしていることによって、強く、弾力性《レジリエンス》を持つ。この根は、地面から栄養を受け取り、力強く成長する。また、グラウンディングすることで、木は変化の風にも負けず、根こそぎ倒されることのない回復力《レジリエンス》を持つことができる。弾力性とは、リズミカルにグラウンディングしたり、地から離れたりできることである。このしなやかな回復力は、グラウンディングのダイナミックな一形態といえる。

攻撃性は、活発で精力的な生命力の一つの形であり、特に本能とエネルギーを使うときに必要となる。トラウマの不動状態では、このような積極的なエネルギーにアクセスすることができない。健全な攻撃性を回復させることは、トラウマからの回復に不可欠な要素である。エンパワーメントとは、自身の権威を受け入れることである。それは、自分のエネルギーをどのような方向で、いつ使うかを選択する能力を持つことを意味する。熟達とは、脅威とうまく付き合うための巧みな技術を持つことである。定位反応とは、状況や環境に対する自分の位置を確認するプロセスである。トラウマの残滓は、これらの方法を用いることで再交渉可能となる。

あらゆる生命は傷つく。そしてすべての生命はつねに再生している。したがって、すべての傷の中に治癒と再生の種がある。私たちの皮膚が異物によって切られたり、穴が開いたりした瞬間、進化の知恵によって、壮大で正確な一連の生化学的現象が始まる。身体は、継続的な自己修正によって自らを再生するように設計されている。この同じ原理が、心、精神、魂の癒しにもまた、あてはまるのである。

第Ⅱ部

トラウマの症状

第10章　トラウマ反応の核心

覚醒——上がったものは必ず下がる

私たちは、危険を察知したり、脅かされていると感じたりすると覚醒状態になる。覚醒は、私たちの生き残り反応を活性化させる活動である。急な崖の縁に立っているところを想像してみてほしい。眼下には険しい岩肌が広がっている。次に、自分の身体に何が起きているかに注意を向けてみよう。このような状況では、ほとんどの人が何らかの形で覚醒する。多くの人は、エネルギーが急上昇するのを感じ、身体がかっと熱くなる感じや、心拍数の上昇を感じるかもしれない。喉や肛門の括約筋が引き締まるのを感じるかもしれない。また、危険と隣り合わせの状況に爽快感を覚え、挑戦的な気持ちになる人もいるだろう。

私たちの多くは、興奮を呼び覚ますものから得られる「ナチュラルハイ」を楽しんでいる。バンジージャンプやスカイダイビング、パラグライダーなどの「臨死体験」を求める人が多いのは、極限状態の興奮がもたらす多幸感を味わうためである。私は、数多くの戦争帰還兵とセッションをし、対話をしてきた。彼らは、「戦場の狂おしい熱気」から遠ざかって以来、十分に生きているという実感がないと嘆いている。

人間は、何かに挑戦することを渇望する。そして、難題を解決し、克服するために活力を与えてくれる覚醒が必要である。深い満足は、覚醒サイクルが完成したときに得られる実りの一つだ。チャレンジや脅威を感じると覚醒し、チャレンジや脅威に立ち向かうために覚醒がピークに達し、その後、覚醒は自発的に下がり、リラックスして満足する、というサイクルである。

トラウマを抱えた人は、覚醒サイクルに対して深い不信感を抱くが、それには理由がある。なぜなら、トラウマを負った人にとって、覚醒は、恐怖によって身動きがとれなくなる圧倒的な体験と結びついているからだ。この恐怖のために、トラウマを負った人は、覚醒サイクルの完了を中止したり避けたりして、恐怖のサイクルから抜け出せないでいる。トラウマの被害者にとって重要なのは、シンプルな自然法則を再認識することである。上がったものは必ず下がる。私たちの身体に自然に備わった覚醒サイクルを信頼し、それとともに流れていくことができるようになったとき、トラウマの癒しが始まる。

代表的な覚醒の徴候を紹介しよう。

・身体：心拍数の増加、呼吸困難（速い、浅い、息切れがするなど）、冷や汗、うずくような筋肉の緊張。

・メンタル：頭の中が考えでいっぱいになり、目まぐるしく思考が錯綜する。不安になる。

フェルトセンスを使ってこれらの思考や感覚を認め、それが自然に変化していくのに身を任せると、覚醒がピークに達し、その後、減少し、消えていく。その過程で、震え、温かさの波、深い呼吸、心拍数の低下、温かい汗、筋肉の弛緩、そして全体的な安心感、心地よさ、安全を感じるのである。

何が原因であろうと、トラウマはトラウマ

トラウマは、ある出来事が有機体に未解決のインパクトを与えることで発生する。その解放は、フェルトセンスを通じて、この未解決のインパクトに再交渉することで達成される。出来事を追体験することと自体が価値のあることのように思えるかもしれないが、そうでないことも多々ある。トラウマの症状は、その原因となった出来事を模倣したり再現したりすることがあるが、癒しには、トラウマに対する反応のプロセスに触れる能力が必要なのである。

次のエクササイズは、脅威となる出来事に対する有機体の反応が、その原因となった出来事よりも重要であることを理解するのに役立つ。このエクササイズはトラウマそのものを扱うのではなく、トラウマを引き起こす可能性のある初期の生理的な反応を扱うものである。また、トラウマを体験した人は多かれ少なかれ同じようなことを体験するが、このエクササイズは、トラウマがどのよう

に感じられるかを明らかにし、それを識別する方法を伝えるのに役立つ。

エクササイズ

このエクササイズのいずれかの段階で、圧倒されたり、動揺したりした場合は、中止してください。このエクササイズは、人によっては活性化しすぎることがあるかもしれません。もしそうであれば、資格のある専門家の助けを求めることをお勧めします。

このエクササイズには、鉛筆、紙、秒針付きのアナログ時計、またはデジタル表示の時計が必要です。鉛筆を持ち、時計を見える位置に置いて、楽な姿勢でフェルトセンスに触れてみてください。手足に意識を向け、自分の身体が座っているものに支えられている感覚を味わいます。また、服の肌触りや膝に置いた本の重さなど、今ある感覚に気づきを加えていきます。このエクササイズを行うには、この気づきが必要です。

身体がどう感じているかを感覚レベルでつかんだら、心地よいと感じるところでその先を続けます。エクササイズを一歩一歩進めてください。最良の結果を得るためには、エクササイズ全体を通して行ってください。エクササイズを行う前に、この説明に目を通しておきましょう。これを読み、体験しながら、フェルトセンスを通して、自分の感情や思考に触れてみてください。

第一部――ゆったりと座り、三万フィート〔約九一〇〇メートル〕の高さで大陸を横断する飛行機に乗っていると想像してみてください。多少、揺れることもありますが、順調に飛行しています。意識はできるかぎり完全に保ち、フェルトセンスに同調します。突然、大きなバンという爆発音が聞こえ、その後、完全な静寂が訪れたと想像してください。飛行機のエンジンが停止しています。あなたの身体はどのように反応しますか？

次の反応に気づいてみましょう。

呼吸は——

心拍は——

身体のさまざまな部分の温度は——

震えや不随意の動き——あればそれはどのくらいの強さでしょうか——

姿勢は——

眼は——

首は——

見え方と聴こえ方は——

筋肉は——

お腹は——

脚は——

それぞれの項目について、あなたの反応を簡単にメモしておきましょう。

現在の時刻を分と秒の単位でメモしておきます。

深呼吸をしてリラックスします。エクササイズを始める前に経験した快適さのレベルに身体を戻すようにします。その心地よさに集中し、準備ができたと感じたら、次のエクササイズに進みます。分と秒の単位で時間を記録してください。

第二部――友人の家の玄関の前に座って、友人の帰りを待っている様子を想像してください。その日は暖かく、空は晴れています。急いではいないので、ただのんびりと友人を待つ時間を楽しんでいます。すると突然、通りを歩いている男が、大声をあげて銃を振り回しながら、あなたに向かってまっすぐに走ってきます。あなたの身体はどう反応しますか?

第一部と同じエクササイズをここでもやってみましょう。

第三部――高速道路で車を運転しているところを想像してください。道はそれほど混んでいませんが、目的地まではまだ二〇分もあります。音楽でも聴こうと思いつき、ラジオに手を伸ばします。すると、トラックが中央分離帯を越えてあなたの車に向かって突っ込んできます。あなたの身体はどう反応しますか?

第一部と同じエクササイズをここでもやってみましょう。

第四部――最初の三つのエクササイズの答えを比較してみてください。三つのシナリオのそれぞれについて、あなたの回答はどの程度似ていますか? または、何が違っていましたか?

今は楽にリラックスすることができますか？

各エクササイズのあと、リラックスするのにかかった時間を記録しておきましょう。

ほとんどの人は、この三つのシナリオに対して同じような反応を示すだろう。トラウマを引き起こすような出来事があった場合、それが現実であれ想像であれ、程度の激しさに応じて特定の生理的反応が起こる。これは、人によって多少異なるかもしれないが、基本的には何らかの反応が起きることに変わりはない。この反応は、動物界全体に共通する現象である。もし、あなたが覚醒をコントロールするのが難しいと感じるなら、目を開けて、あなたの環境の何らかの（心地よい）側面に集中するとよいだろう。人間も動物も、危険な出来事にうまく対処するためのリソースがないときは、その出来事に対する反応として覚醒が起こり、さらに、その他の生理的な変化が起きてくる。それは種を問わず基本的に同じである。トラウマの初期段階は誰もが同じような経験をする。このエクササイズでは、あなたが危険に対してどのような初期反応をするのかを教えてくれる。危機に瀕したとき、自分がどのような反応をするかがわかっただろう。繰り返しになるが、これらの共通点を探すには、フェルトセンスに注目することだ。あなたの身体で、それはどのように認識されるだろうか？

トラウマ反応の核心

トラウマの要素は四つあり、トラウマを抱えた人には必ずある程度存在する。

1. 過覚醒
2. 収縮
3. 解離
4. 無力感を伴う凍りつき（不動化）

これらの四つの要素がトラウマ反応の核である。これらは、トラウマとなるような出来事が起こったときに、最初に現れるものである。私たちはみな、生きている間に多かれ少なかれこれらの反応を経験するが、それは正常なことである。しかし、これらが長期間にわたって同時に起きている場合、私たちが未解決の後遺症を抱えることになるような、トラウマ的な出来事を体験したことを示している。

これらのトラウマ反応の四つの要素を知覚できるようになれば、トラウマが起きたときにそれを認識する力が備わったといえる。トラウマ的な出来事に対応するために可動化された防衛エネルギーが、体験後数日、数週間、数か月のうちに排出されたり統合されたりしない場合、この四つの要素からさまざまな症状が生まれることになる。

過覚醒

葛藤やストレスがあると、多くの人が心拍や呼吸の増加、焦燥感、睡眠障害、緊張、筋肉の震え、思考がまとまらない、あるいは不安発作などの症状を体験する。これらの症状は、必ずしもトラウマ症状を示すわけではないが、通常、何らかの形の過覚醒によるものだ。過覚醒、収縮、解離、無力感がトラウマ反応の核を形成しているとすれば、過覚醒はその中でも最も中心にある。

先ほどのエクササイズを振り返ってみると、少なくとも軽い過覚醒を引き起こしたことがわかると思う。このように体内の興奮が高まるのは、主に、潜在的な脅威に対して身体がリソースであるエネルギーを可動化していることを示す。有機体の生存を脅かすほどの深刻な状況である場合、可動化されるエネルギー量は、どのような場面と比べても、最大となる。興奮したエネルギーを放出することが必要だとわかっていても、それを実行するのは必ずしも容易ではない。多くの本能的なプロセスと同様に、過覚醒は自発的にコントロールすることができない。次のエクササイズは、このことを体験的に理解するための簡単な方法である。

エクササイズ

前回のエクササイズの三つのシナリオを体験しているとき、あなたは自分の身体の中で反応を想像し、自分で作り出しましたか？　それとも思い描いたシナリオに対して不随意な反応が、身体から自然に生まれてきましたか？　言い換えれば、あなたはそれらを意図的に起こしましたか？　それとも身体が勝手に反応しましたか？

今度は、怖い場面を想像することなく、意図的に身体にそのような反応を起こさせることを試みます。三つのシナリオで経験したのと同じような反応を身体に意図的に起こすことができるかどうか試してみてください。

あなたの目に――

姿勢に――

筋肉に――

覚醒のレベルに――

次にすべてを同時に試してみてください。

このエクササイズでの体験を、先のエクササイズでの体験と比較したとき、どのように似ていますか？　どのように違いますか？

これらのエクササイズを試すと、ほとんどの人が、過覚醒に伴う身体の姿勢、筋肉の収縮、動作をある程度再現することができる。しかし、いかなる場合においても、実際にシナリオを思い浮か

べたときと同様の協調性や同期性はない。一度に一つずつ覚醒を試みるのではなく、身体のすべての部分の反応を一気に起こさせたときのほうが、内的覚醒の高まりは起こりやすくなる。ただし、「神経系さん、過覚醒になりなさい」と言葉で命ずるよりは、身体の反応を一つずつ起こしたほうが、まだ覚醒を引き出すことができる。ほとんどの人は、このような直接的で意図的なアプローチでは、同じレベルの覚醒を引き起こすことはできないだろう。うまくいかないのだ。過覚醒は、脅威に対する神経系の反応であり、その脅威が内的、外的、現実、想像のいずれであっても、過覚醒は引き起こされるのである。

短期的には、トラウマ反応の中核をなす他の三つの要素、すなわち、収縮、解離、無力感が、有機体を保護するために作用する。これらの自然な機能は、覚醒反応を引き起こした外的脅威と、覚醒したエネルギーが積極的な防衛に使われなかったときに生じる内的脅威から、私たちを守る。トラウマ症状は、エネルギーが放出できず、充満しているというジレンマに対する短期的な解決策として起きてくる。症状が現れると、それらは主要なテーマを中心に構成される。驚くなかれ、これらのテーマとは、収縮、解離、無力感である。

収縮

この章の最初のエクササイズの記録を振り返ってみてほしい。身体の反応のうち、何らかの収縮、緊張、締め付けの徴候を示すものはいくつあるだろうか？

身体という観点からみると、収縮はシステム全体に及ぶ現象である。この現象は、私たちが脅威を感じた初期の段階から支配的であり、本質的に身体のあらゆる機能と部位に影響を与える。

生命を脅かすような状況に直面すると、まず身体と知覚の収縮を伴った過覚醒が出現する。神経系は、最大限に最適な方法で脅威に集中できるようにすべての努力を集中させる。収縮は、人の呼吸、筋肉の緊張、姿勢を変化させる。皮膚、四肢、内臓の血管が収縮する一方、緊張して防衛行動に備えている筋肉に多くの血液が行き渡るようになる。

環境に対する知覚的な認識も狭まり、全神経が脅威に向けられる。これは過度の警戒の一種である。ハイキングをしている人たちの目の前の道に突然、とぐろを巻いたガラガラヘビが現れたとしたら、彼らには小川のせせらぎや木々にさえずる鳥の声も聞こえなくなる。繊細な野草や岩に生えた地衣類の複雑な模様にも気づかなくなり、昼食に何を食べようか、日差しが強すぎないか、などという心配も消え去る。その瞬間、彼らの意識はすべてヘビに集中するのである。私たちはみな、脅威に直面した際に並外れた勇気と力を発揮した人々の話を聞いたことがあるだろう。ある少年が車のオイルを交換していると、突然車が倒れかかってきた。少年の母親は、とっさに車を素手で持ち上げた。生命を脅かす状況下では、神経系が可動化したエネルギーを総動員して対処するのである。過覚醒と収縮が協力して、通常の状態では決して成し遂げられないようなことをやってのけるのを可能にするのだ。もしこの母親が、事態に圧倒され、過覚醒と収縮の状態で動けなくなっていたら、その未解放のエネルギーの一部は過覚醒の維持に費やされる。残りのエネルギーは、収縮と、より複雑な無数のトラウマ症状、たとえば慢性的な過度の警戒、不安やパニック発作、フラッシュバック、恐怖の視覚化などの侵入的イメージを維持するために使われるだろう。

収縮によって、有機体のエネルギーを自己防衛にうまく集中させられない場合、神経系は凍りつきや解離といった他のメカニズムを呼び起こして、過覚醒を抑制する。収縮、解離、凍りつきは、「自分を守らなければならないが守れない」というシナリオに対処するために、神経系が動員する反応のオールスターメンバーなのである。

解離

死ぬのは怖くない。ただ、死ぬときにその場にいたくないだけなんだ。

——ウディ・アレン

この秀逸な一言で、ウディ・アレンは、解離が果たす役割を正確に表現している。生命を脅かすような出来事が続いた場合、解離は死の痛みから私たちを守ってくれる。探検家デビッド・リビングストーンは、アフリカの平原でライオンと遭遇したときのことを、自身の日記に克明に記している。

うしろから獣の叫び声が聞こえた。驚いて振り返ると、ライオンはまさに私に飛びかかろうとしているところだった。私は少し高いところにいたのだが、ライオンが飛びかかってきて私の肩をつかんだため、私たちは一緒に地面に落ちた。

ライオンは、私の耳元で恐ろしい唸り声をあげながら、テリアが、捕まえてきたネズミにするように、私を揺さぶった。その衝撃は、ネコに揺さぶられたネズミに生じるような無感覚状態を引き起こした。このショックは、一種の夢見心地のようなものだ。痛みも恐怖も感じないが、起きていることはすべて認識している。それは、クロロホルムの影響下にある患者が、手術の様子は見えるが、メスで切られる痛みは感じないというような状態であった。この特異な状態は、いかなる精神的プロセスの結果でもなかった。震えは恐怖を消し去り、ライオンを見つめることに恐怖を感じさせないのである。この特異な状態は、おそらく肉食動物に殺されるすべての動物に生じるもので、もしそうなら、死の苦痛を軽減するために、慈悲深い創造主が与えたものである。（強調はラヴィーンによる）

解離を定義する最良の方法は、実際に体験してみることだ。最も軽度な解離は、白昼夢である。その一方で、いわゆる解離性自己同一性障害（ＤＩＤ）に発展することもある。解離は、感覚的な連続性が断たれることであり、ほとんどの場合、時間や知覚の歪みが生じる。買い物を済ませて車に乗り、家に帰ってきたとき、ふと気づくと、どうやって店を出て、道路を運転してきたのか、まったく記憶がないという体験をする人も多いのではないか。これは、軽いタイプの解離である。また、たしかにどこかに鍵を置いたのに、その場所を思い出せなくなるのも、解離が働いている。このようなとき、私たちは、「つい上の空で」とか、「心ここにあらずだった」などとおどけた言い方をする。これは、一瞬フェルトセンスがなくなってしまったことを暗に認めているのだ。つまり、一瞬「身体から離れた」のだ。このように、解離は私たちの日常生活の中で、いくつかの形をとって現れてくる。特に、生命を脅かすような状況に直面したときに、解離は私たちの体験の中に入り込んでくる。車で狭い山道の急カーブを運転しているところを想像してみてほしい。突然、直進してくるトラックと出くわし、正面衝突を避けるため、ハンドルを切らなければならなくなった。狭い路肩に向かってスリップしながら、スローモーションで展開される映像に目を凝らしてみよう。自分が死に直面していると感じるのではなく、まるで誰か他の人の身に起きていることのように感じないだろうか？　恐怖を感じず、冷静でいることに気づいてみてほしい。

同様に、レイプされる女性、敵の攻撃にさらされる兵士、事故の被害者は、自分の身体との根本的な断絶を経験するかもしれない。性的虐待を受けている子どもが、天井の隅から、その下にいる無防備な子どもを見下ろして、かわいそうに思ったり、あるいは、何も感じないで眺めていたりすることもある。

解離は、トラウマの最も古典的で精妙な症状の一つである。また、最も謎めいた症状の一つでもある。解離が起こるメカニズムは、その体験や果たす役割と違って、そう簡単に説明できない。トラウマにおいて、解離は、ライオンやレイプ犯、対向車、外科医のメスなどから襲われるような、瞬間的には耐えられないような体験に耐えるために使われる手段であるようだ。解離は、過覚醒のエネルギーが排出されないと、慢性化し、より複雑な症状に発展することがある。

幼いころに繰り返しトラウマを受けた人は、その後を生き抜くために、解離を採用することが多い。彼らは自覚することなく、容易に、習慣的に解離を起こす。習慣的に解離しない人でも、興奮したり、不快なトラウマのイメージや感覚にアクセスしはじめると、解離する。いずれの場合も、解離は、過覚醒のエネルギーが放出されないで充満している状態を、私たちの体験から切り離すのに役立つ。同時に、解離はフェルトセンスの連続性を中断させ、そうすることで、トラウマを抱えた人がトラウマ症状の解決に効果的に取り組むことを妨げてしまう。ここで大切なのは、解離をなくすことではなく、解離に対する気づきを高めることである。

エクササイズ

解離の感覚を探ってみましょう。椅子にゆったりと座り、湖に浮かぶボートの上に横たわっていることを想像してください。自分が浮いているのを感じたら、身体からそっと浮き上がるようにしてみましょう。ゆっくりと風船が空に向かって浮き上がっていくように身体を離れ、空中に座って、下方に横たわっている自分を眺めてみましょう。

それはどのような体験でしょうか？

身体を感じ取ろうとするとどうなるでしょうか？

解離の感覚をつかむために、浮かんでいる自分と、横たわっている自分の間を何度か行き来してみましょう。

このエクササイズが簡単にできる人もいれば、とても難しく感じる人もいるだろう。先に述べたように、トラウマの症状は、収縮か解離かに分けることができる。当然のことながら、解離の症状を好む人は、解離のエクササイズのほうが簡単で、収縮を好む人はこれを難しく感じるだろう。浮かび上がるエクササイズが難しいと感じた人は、次のエクササイズを試してみると、こちらのほうがより簡単にできるかもしれない。

エクササイズ

身体をしっかり支えてくれる椅子にゆったりと座りましょう。このエクササイズは、あなたが休暇を過ごしたいと思う場所を思い浮かべるところから始まります。せっかくの休暇ですから、よく考えて、最高の場所を選びましょう。さあ、心ゆくまで想像してください。

楽しんで……

よい時間を過ごして……

戻って来る前に、次の質問の答えてください。

あなたはどこにいますか?

この質問にあなたは、「今私は、お気に入りの○○にいます」と答えたことでしょう。逆に、「今私は自分の身体の中にいます」と答える人はまずいません。身体の中にいないということは、あなたは解離していたのです。おめでとう！」

解離が起こったときにそれを認識する能力を強化するために、もう一度このエクササイズを行ってみてほしい。覚えておいてほしいのは、このエクササイズのポイントは、解離が起こるのを防ぐことではないということだ。重要なのは、解離が起こったときに、それを認識できるようになることである。解離を起こしながら、同時に自分のまわりで起こっていることを意識することは可能である。この意識の二重焦点は、癒しと再統合のプロセスを始めるために重要だ。この意識の二重焦点について学ぶことに抵抗を感じるなら、もしかするとあなたは解離を起こしており、あなたの有機体は、解離がトラウマ症状を形成するうえで重要な役割を果たしているということをあなたに教えてくれているのかもしれない。抵抗を感じたら、それを尊重し、ゆっくりと進めてほしい。意識の二重焦点は可能であることをときどき思い出し、このエクササイズを試してみるとよいだろう。

解離は、さまざまな形で起こるが、それぞれ、意識、身体、体験のいずれかが、根本的に断絶していることが共通している。

1．意識と身体
2．頭や手足などの身体の一部と、それ以外の部分
3．自己と感情、思考、または感覚
4．自己と、その出来事の一部または全部の記憶

解離の起こり方は、より複雑な症状の発現に影響する。さらに、トラウマに対する反応として解離を用いることは、遺伝と性格構造の両方に影響されるという証拠もあるようだ。

上の空になることや物忘れは、解離から発展するわかりやすい症状の一つである。しかし、それに由来するものとして認識されにくい症状もある。その中には、次のようなものがある。

・**否認**は、おそらく解離の低レベルのエネルギー形態である。特定の出来事、あるいは一連の出来事に関する記憶や感情と、その人との間に断絶が生じる。ある出来事が起こったことを否定することもあれば、その出来事が重要でないかのようにふるまうこともある。たとえば、大切な人が亡くなったり、ケガを負ったり、暴力の犠牲になったりしたとき、その事実を認めることがつらすぎるため、何事もなかったようにふるまうことがある。ところが、突然、激しい感情に襲われる。否認から恐怖、怒り、悲しみ、羞恥心が起きてきて、感情が再び統合され、否認によって束縛されていたエネルギーが解放される。しかし、束縛されたエネルギーが大きすぎたり、感情がつらすぎたりすると、否認が慢性化し、「そのような出来事はなかった」と思い込んでしまうことがある。

・**身体の不調**は、身体の一部が他の部分と接触していない、部分的あるいは区分化された解離の結果である場合が多い。頭部と身体の他の部分が切り離されると、頭痛が起こる。月経前症候群（PMS）は、骨盤領域の臓器と、身体の他の部分との間の断絶の結果、起こる可能性がある。同様に、過敏性腸症候群などの消化器症状、再発を繰り返す腰痛、慢性疼痛は、部分的な解離に収縮が加わることで生じることがある。

無力感

凍りつきは、圧倒的な脅威に対する原始的で普遍的な生理反応であるが、無力感はこの凍りつき反応と密接に関連している。過覚醒が神経系のアクセルだとすれば、圧倒的な無力感はそのブレーキとなる。『ウォーターシップ・ダウンのうさぎたち』〔リチャード・アダムズの小説。邦訳は評論社、二〇〇六年〕を読んだことがある人は、暗闇の中でヘッドライトが迫ってくるのを見たウサギが固まって動かなくなる瞬間を覚えているかもしれない。これが凍りつき反応であり、物語ではウサギたちはこれを「サーン（tharn）〔恐怖で身体がすくむ状態〕」と呼んでいた。

自動車は、ブレーキとアクセルが別々のタイミングで作動するように設計されている。しかしトラウマ反応では、ブレーキとアクセルが一緒に作動する。神経系は、可動化されたエネルギーが排出されて、初めて脅威が去ったことを認識するが、エネルギーが完全に排出されなければ、神経系はエネルギーが排出されるまで無限にエネルギーを可動化し続けることになる。同時に、神経系は、そのエネルギー量が有機体の手にあまることを認識し、その場で有機体全体を停止させるほどの強力なブレーキをかける。有機体が完全に動かなくなることで、神経系の膨大なエネルギーが抑制されるのである。

そのようなときに体験する無力感は、私たちがときどき体験するようなありふれた無力感ではない。完全なる不動化、そして無力であるという感覚は、知覚や信念、想像のトリックなどではない。まさに、身体が動かない。これが現実なのだ。これは、悲嘆にくれる無力感、つまり、叫ぶことも、動くことも、感じることもできないほど深い麻痺の感覚である。トラウマ反応の中核をなす四つの重要な要素のうち、無力感は、生命を脅かされるような事態に陥らないかぎり経験することがないため、これを体験する可能性は最も低い。しかし、この深い無力感は、トラウマ的な出来事から生じる「圧倒」の初期段階において、ほぼつねに存在する。

冒頭のエクササイズで、三つのシナリオに対する自分の反応をよく吟味してみると、無力感のごく軽いバージョンが起きていたことに気づくかもしれない。その出来事が現実のものとなり、本当に悲惨な形で展開されるとき、無力感の影響は劇的に増幅される。その後、脅威が去ると、強烈な無力感と凍りつきの状態は薄れるが、完全ではない。トラウマを受けると、この凍りつくような感覚の残響が私たちの中に残り続けてしまう。

過覚醒や収縮と同様に、無力感は身体で起きている生理的なプロセスを如実に反映したものである。危険を察知すると神経系は覚醒状態に移行し、さらに身を守ることも逃げることもできなくなると、神経系は「不動化」という戦略に出る。ほぼすべての有機体は、この原始的な反応を防衛戦略のレパートリーに組み込んでいる。この興味深い反応については、あとの章で何度も繰り返し説明する。この反応は、トラウマの発生と変容の両方において、主要な役割を担っている。

そしてトラウマを負う

過覚醒、収縮、無力感、解離は、いずれも脅威に対する正常な反応である。そのため、このあと必ずトラウマ的な症状に移行するわけではない。これらが習慣的で慢性的なものである場合にのみ、症状が発現する。これらのストレス反応がそのまま残ることで、あとに続く症状を発症させる下地と燃料が形成される。トラウマ反応の中核をなすこれらの症状は、数か月以内に、精神的・心理的特徴をそのダイナミズムに取り込みはじめ、最終的にはトラウマに苦しむ人の生活の隅々にまで入り込んでいく。

つまり、トラウマに関しては、その後の流れがおおよそ予想できるのである。理想的には、本章にあるエクササイズと、あなたの他の体験を組み合わせることで、脅威に対する反応がどのように感じられるかを確認することができればよい。慢性化すると、過覚醒、収縮、無力感、解離が一緒になって、耐えがたいほどの強い不安感を生み出す。最終的にこれらの症状は、トラウマに苦しむ人が、起きている間、そしてじつは寝ている間でさえ、ずっと続く。いわゆるトラウマ的不安に陥るのだ。

トラウマ反応の中核をなす症状は、その感覚を認識することができれば、トラウマが発生したことを確実に知ることができる。症状の組み合わせが複雑になるにつれて、トラウマ反応の中核をなすこれら四つの要素の組み合わせがつねに存在するようになる。これらの要素を認識することができれば、トラウマによる症状と、そうでない症状を区別することができるようになる。

第11章　トラウマの症状

私たちの神経系は、危険に立ち向かう準備をするとき、非常にエネルギーが高い状態に移行する。もし私たちが、脅威から積極的かつ効果的に身を守る間、あるいは脅威となる出来事の直後にこのエネルギーを排出することができれば、神経系は通常の機能レベルに戻る。私たちの感覚は、完全で、満足感があり、英雄的であると感じるだろう。しかし脅威への対処がうまくいかなかった場合、エネルギーは体内にとどまる。そうすると、そのエネルギーがさらに高まるという負のスパイラルに陥ってしまう。これはジレンマである。生理的なレベルでは、私たちの身体と心は一つの統合されたシステムとして連動して働く。外界の脅威を感じ、神経系が強く興奮したとき、私たちは自分が危険にさらされていることを認識するのである。

実際の脅威の知覚は、あるいは知覚がなくても、活性化された状態と同様に、危険を知らせる。

自分が危険にさらされているというメッセージは、周辺視野で捉えたものや、あるいは、実際に目に見えるものだけでなく、自分の生理的状態の無意識的な内臓体験から来る感覚を通して伝えられる。恐ろしい人がこちらに向かってくることは、危険の合図となる。するとあなたの心臓はドキドキし、腹筋が硬くなり、目の前の危険に集中し、強く警戒し、全身の筋肉が緊張する。

この高度に活性化した状態のエネルギーが排出されないと、有機体はまだ自分が危険な状態にあると判断する。このような認識は、有機体に、準備と覚醒のレベルを維持・増強するために、神経系を刺激し続けるように促す。

トラウマの衰弱性の症状はこのようにして生まれる。神経系は、脅威に対処するための生理的・生化学的メカニズムをすべて活性化させるが、効果的に対応する機会や手段がなければ、この高い覚醒レベルに耐えることはできない。神経系だけでは、エネルギーを排出することができないのである。このため、活性化のサイクルが自己増殖的に繰り返され、それがいつまでも続くと、システムに負荷がかかる。有機体は、危険の認識とそれに伴う覚醒が生み出すサイクルから抜け出す方法を見つけ、その均衡を取り戻さなければならない。有機体は、その方法が見つけられないと、その覚醒状態を埋め合わせるために、トラウマ症状を生じさせる。それが、病気や衰弱につながる。

症状

エンドレスに高まっていく覚醒状態にある場合、神経系は最終的に症状を引き起こすことでエネルギーをなだめ、事態に適応しようとする。これらの適応は、神経系の安全弁として機能する。トラウマの最初の症状は、通常、それを引き起こした出来事の直後に現れる。その他の症状は、時間の経過とともに発症する。先に述べたように、トラウマの症状はエネルギー的な現象であり、元の出来事と、脅威に対する自己増殖的な反応の両方に含まれる膨大なエネルギーを管理するための、組織だった方法を提供することによって、有機体の機能を維持することに貢献する。

一人ひとりの体験は異なるため、すべてのトラウマ症状を網羅する完全なリストを作成することなどはできないであろう。しかし、トラウマの指標となる症状は、トラウマを負った人の多くに共通してみられるものである。神経系は、その多様な可能性にもかかわらず、ある特定の症状を他の症状よりも好むようだ。

一般に、ある種のトラウマ的な症状は、他のものよりも早く現れやすいといわれている。前章では、最初に発症する症状について説明した（「トラウマ反応の核心」参照）。

- 過覚醒
- 収縮
- 解離
- 無力感

その他、これらの症状と同時または直後に現れはじめる初期症状として次のようなものがある。

- 過度の警戒
- 侵入的イメージやフラッシュバック
- 光や音に対する極度の過敏性
- 多動
- 過剰な感情や驚愕反応
- 悪夢と夜驚症
- 唐突な気分変調　例：怒りの爆発、かんしゃく、羞恥心
- ストレス対処能力の低下（容易かつ頻繁にストレスで疲弊する）
- 睡眠の問題

また、これらの症状のいくつかは、最終段階だけでなく、次の段階でも現れることがある。このリストは診断のためのものではない。トラウマ症状がどのような振る舞いをするのかを知るための手引きである。一般的にこの次の段階で現れる症状には、次のようなものがある。

- パニック発作、不安、恐怖症
- 意識が飛ぶ、ボーッとする
- 過剰な驚愕反応

・光や音に対する極度の過敏性
・多動
・過剰な感情反応
・悪夢と夜驚症
・回避行動（特定の状況を避ける）
・危険な状況に引きつけられる
・頻繁に泣く
・唐突な気分変調　例：怒りの爆発、かんしゃく、羞恥心
・性行動の異常な更進や減退
・記憶喪失、健忘症
・他者を愛し、いつくしみ、親密になることができない
・死や早死にすること、気が狂うことへの恐怖
・ストレス対処能力の低下（容易かつ頻繁にストレスで疲弊する）
・睡眠の問題

最終段階の症状群は、一般的に発症に時間がかかる症状である。ほとんどの場合、これらの症状には、それ以前の症状も含まれている。また、三つのリストすべてにあてはまる症状もある。有機体がどの症状を選択するか、あるいはいつ選択するかを決定する法則はない。これらのリストは、

最終的にすべてを網羅するものではないことを覚えておいてほしい。一般的に最後にあらわれる症状には、次のようなものがある。

- 過度の内気
- 感情の減少、消失
- 熱中できなくなる
- 慢性疲労、身体的エネルギーが過度に低い
- 免疫系の問題、甲状腺機能障害など特定の内分泌系の問題
- 心身症、特に頭痛、首や背中の痛み、喘息、消化器系、痙攣性結腸、重度の月経前症候群など
- うつ、今にも悪いことが起きるという感覚
- 孤立感、疎外感、孤独、生ける屍状態
- 人生に対する興味の減退
- 死や早死にすること、気が狂うことへの恐怖
- 頻繁に泣く
- 唐突な気分変調　例：怒りの爆発、かんしゃく、羞恥心
- 性行動の異常な更進や減退
- 記憶喪失、健忘症
- 無力感、無力な行動

・他人を愛し、いつくしみ、親密になることができない
・睡眠の問題
・ストレスに対処し、計画を立てる能力の減退

もちろん、これらの症状のすべてがトラウマによってのみ引き起こされるわけではないし、これらの症状の一つ以上を示すすべての人がトラウマを受けたというわけでもない。たとえば、インフルエンザは、トラウマの症状に似た倦怠感や腹部不快感を引き起こすことがある。しかし、インフルエンザが引き起こす症状は、一般的に数日で治まるという違いがある。トラウマによるものは、そうではない。トラウマの症状は、安定したもの（つねに存在するもの）、不安定なもの（出たり消えたりするもの）、何十年も隠れているものがある。一般に、これらの症状は個々に起こるのではなく、連鎖して起こる。これらの「症候群」は、時間の経過とともにますます複雑になり、元のトラウマ体験との関連性が薄れていくことがよくある。ある種の症状は特定のタイプのトラウマを示唆することがあるが、どの症状も、その原因となったトラウマだけを示すものではない。トラウマの性質や深刻さ、トラウマが発生した状況、トラウマを経験したときに利用できるリソースの有無、さらには、人は成長の段階によってできることが異なるが、そうした成長に伴うリソースの有無によって、人は異なるトラウマ症状を示すようになる。

そして私たちはグルグル回る

リラックスすると緊張する。——作者不明

繰り返し述べてきたように、未解放の覚醒がある状態で脅威を認識することは、自ら永続するようなサイクルを生み出す。トラウマ症状の最もやっかいな特徴の一つは、トラウマ症状が元のサイクルに深く組み込まれており、それがエンドレスな負のスパイラルになっていることである。この特性ゆえに、トラウマについてはほとんどの治療法がうまくいかない。ある人は、この自己増殖的なサイクルによって、症状が安定する。また、神経系が状況をコントロールしやすくするために、一つまたはさまざまな追加的な行動様式や傾向性を身につける人もいる。これらはすべて、トラウマの症状とみなされる。

回避行動。トラウマ症状は、有機体が絶えず脅威を認識することによって生じる覚醒から身を守るための方法である。しかし、この防衛システムは、多くのストレスに持ちこたえられるほどには洗練されていない。ストレスは、システムを崩壊させ、元々の覚醒エネルギーを放出し、危険のメッセージを出す。残念ながら、トラウマの後遺症を抱えた私たちは、ストレスのかかる状況を避けるだけでは、防衛システムの崩壊を防ぐことはできない。覚醒を避けようとしても、神経系が自ら覚醒を作り出してしまうのだ。そうなると、神経系が正常に機能しているときとは異なり、なかなかストレスから立ち直ることができない。

ごく普通の環境であっても、トラウマを抱えた人は、神経系の繊細なエネルギーのバランスをかき乱されてしまうことがある。トラウマを抱えた人は、根源的な覚醒をうまく閉じ込めておくために、いわゆる「回避行動」をとるようになる。回避行動は、トラウマ症状の一種で、なるべく活性化しないような状況を選択するように、ライフスタイルを制限するのである。たとえば、また事故に遭うことを恐れて、車の運転を控えるようになることもある。野球の試合の最中に、興奮したことがパニック発作の引き金《トリガー》になった場合、野球が突然魅力的でなくなることがある。性行為の最中にフラッシュバックが起これば、性行為への関心が薄れるかもしれない。普段のエネルギーレベルが変化するような出来事は、不快な感情や感覚を引き起こす可能性がある。普段のエネルギーバランスが崩れるような状況を避けようとすると、次第に生活が窮屈になる。

いわゆる否定的な感情に対する恐れ。エネルギーの通常のバランスが崩れると、私たちはトラウマを引き起こした出来事を再体験しはじめる。溜め込まれていたエネルギーが解放されつつあるのにもかかわらず、それが悪いことであるかのように捉えてしまうために、事態が複雑になるのだ。

神経系が生み出すエネルギーは、純粋に私たちを危険から守るために有機体から放出されるものである。したがって、そこには生命力が感じられる。それは私たちを生き生きさせ、高揚させる。このエネルギーは、私たちを守ろうとするのだが、それがうまく完了されないと、その大部分が恐怖、怒り、憎しみ、恥などの感情へと変化する。そのため、放出されたエネルギーを再びなんとか内包しようとして、さまざまな症状が現れる。これらのいわゆる「否定的」な感情は、生命エネルギーそのものや、トラウマの後遺症を形成する他の症状とも密接に関連するようになる。

トラウマに苦しむと、生命エネルギーと否定的な感情とを、強く結びつけてしまう。すると両者を区別することができなくなる。エネルギーの放出は、まさに私たちが必要としているものだが、実際にエネルギーが放出されると、恐ろしく、耐えがたいことのように感じる。そのため、私たちは往々にして、エネルギーの放出を押さえつけるか、ほんの少し放出する程度にとどめてしまう。

薬物療法と薬物乱用。トラウマを抱えた人が症状の安定や抑制を試みる手段として、薬物療法がある。医師の勧めでこの方法を試すこともあるが、自分で治療しようとして薬物乱用してしまうこともある。

どのような方法にせよ、私たちの目的は安定した環境を作り出すことだ。そのためには、症状にストレスがかからないような、エネルギー的に十分な強度を持つコンテナー〔容器〕が必要である。この容器はダムのようなものだ。身の毛のよだつような恐怖や、原始的で制御不能な怒りが放出されないよう、堅牢に設計されていなければならない。トラウマに苦しむ人々は、しばしば、自分ではコントロールできないランニングマシンの上にいることに気づく。私たちは、本物の興奮とリラックスの両方を呼び起こすような状況を避けるよう駆り立てられるかもしれない。なぜなら、どちらも症状の安定を維持するために必要な均衡を乱しかねないからだ。

負のスパイラルから抜け出す

このような自己増殖的なサイクルから抜け出す方法はある。ソマティック・エクスペリエンシング®はその一つである。トラウマを、その原因となった出来事ではなく、その症状によって定義することで、トラウマが発生したときにそれを認識するのに役立つ視点を身につけることができる。そうすることで、自然治癒のプロセスを阻害することなく、自然な反応の流れにまかせることができるようになるのである。

健康と活力を取り戻す旅は、すぐにできるものではない。したがって、どんなに小さな一歩であっても、それは重要であり、かけがえのないものである。この旅は、私たちが成長し、発展していく過程で経験する他の多くの旅とは異なり、終わりがある。健康で活力に満ちていても、生きていればさまざまな困難に出会う。しかし、トラウマのせいで心身がバラバラになっているときは、特に耐えがたい。このあとの章では、全体性へ向かう小さな一歩の大切さを説明する。それは、ありのままの自分自身と調和することでもたらされる癒しを強化し、サポートするためのリソースとなる。

身体のコントロールは、トラウマの後遺症が慢性化すると失われてしまうが、取り戻す方法がある。それは、神経系を意図的に刺激して覚醒させ、その覚醒を穏やかに排出することである。覚醒亢進とその関連メカニズムは、脅威に対して神経系が不随意に可動化する結果であることを忘れてはならない。これらのメカニズムは神経系に由来し、あなたはそれを身体で体験する。神経系を完全に働かせ、フェルトセンスを通してアクセスすることで、これらのメカニズムにうまく対処することができるのである。

第12章　トラウマを抱えた人の現実

本書の前提は、トラウマとは、完了することができなかった自然な生理的プロセスの一部である、ということである。トラウマは、少なくともはじめのうちは、個人の人格に由来するものではない。

第10章では、トラウマの四つの基本症状である過覚醒、収縮、解離、無力感について説明した。これらの基本症状は、私たちが生命を脅かす出来事にうまく対応できず、圧倒されたときに起こる生理的変化に直接起因している。この章では、こうした症状がどのように体験されるかについて論じる。

見つからない脅威

過度の警戒ほど、トラウマ体験に関する洞察を与えてくれる症状はない。過度の警戒は、脅威に対する初期反応である過覚醒が直接的かつ即座に現れたものである。この過度の警戒が定位反応に及ぼす影響は特に深刻で、そのためにトラウマを被った人は、途切れることのない恐怖、麻痺、苦しみに悩まされることになる。

脅威に初めて対応するときには、まず過覚醒が起こる。過度の警戒は、この過覚醒によって、大きくかつ脅迫的な定位反応が引き起こされるときに生じる。この歪んだ定位反応は、非常に強力である。脅威が外的環境で感知されたものではなく、内的覚醒に関係した反応であるにもかかわらず、必死に定位反応を繰り返し、やみくもに外側に脅威の原因を特定しようとしてしまう。その結果、脅迫的になってしまうのだ。

覚醒が続くと、その覚醒を放出することが強い脅威となる。そのため、私たちはジレンマに陥る。私たちは脅威の原因を見つけなければならないと感じるが、その強迫観念は内部で生じたものであり、たとえ外部の脅威の原因が特定されたとしても、内部の覚醒が続いているため、強迫的で過敏な状態が継続される。私たちは執拗に脅威の原因を探し、それがどこにあるのか、そしてそれが何なのか特定しようとする。これは、神経系が覚醒すると、原始的な定位反応が起こるようにプログラミングされているからである。しかし多くの場合、実際の脅威を見つけることはできない。

過度の警戒は、本来の脅威に対する防衛がうまくいかなかったために生じた過剰なエネルギーと折り合いをつけるための方法の一つである。過度の警戒を起こしているときは、そのエネルギーの一部が頭、首、目の筋肉に注ぎ込まれ、危険を執拗に探すことに使われる。そのエネルギーが、まだ残存している内的興奮と結びつくと、本来は理性的な脳が、理性を失ってしまう。脳は、脅威が外界にはないにもかかわらず、外界に危険の源を探し、特定しようとしてしまうのだ。この不適応な行為は、エネルギーの多くを特定の活動に注ぎ込むため、ますます反復強迫的なものになる。過度の警戒状態では、自分自身の内的状態の変化も含めて、すべての変化が脅威として認識される。根拠のない被害妄想のようにみえるが、性的興奮や清涼飲料水に含まれるカフェインの影響を、身体が脅威であると解釈している場合もある。

凍りつき反応が定着していくにつれ、私たちはますます警戒し、防衛するようになる。過度の警戒に陥っている人は、つねに強い警戒心を持つ。絶え間なく警戒しているため、そわそわしたり、恐怖で目を見開いたような表情をしていることもある。危険のないところでも危険を感じる傾向が強まり、好奇心や楽しみ、生きる喜びを味わう能力が低下する。こうしたことが起こるのは、自己の存在の根底で、心から安全だと感じることができないためである。

その結果、私たちはつねに緊張し、防衛反応を起こす準備を整えるようになるが、それは完了することができない。さらにいえば、現実の脅威が目の前にあるにもかかわらず、見つからない脅威を強迫的に探し求めるのである。神経系が非常に活性化しているため、落ち着かせることができなくなることもある。その結果、睡眠などの行動的、生理的リズムが乱れることがある。たとえ安全だと感じているときでも、くつろいだり、リラックスしたりすることができなくなるのである。

タイヤー夫人

M・K・フィッシャーの短編小説『体感温度、あるいは心と物質の問題（*The Wind-Chill Factor Or, A Problem Of Mind And Matter*）』〔『ザ・ニューヨーカー』誌、一九七三年一月三日号に掲載された〕の登場人物であるタイヤー夫人は、人が過度の警戒状態にあるときどうなるかということを、鮮明かつ正確に描写している。タイヤー夫人は医師であり、冬の猛吹雪の中、海沿いの友人の別荘にひとりで滞在している。彼女は「快適で暖かく過ごしており、吹雪にはまったく気にもとめずに眠りに落ちた。夜明け前、彼女はまるで自分の長い髪を誰かにわしづかみでもされたかのように、いきなり意識の世界に引きずり込まれる」。タイヤー夫人は心臓が喉から飛び出しそうなほどドキドキしていた。身体は熱いが、手は冷たく、しめつけられるような感じがした。彼女は純然たるパニック状態にあるのだ。彼女は、この状態は物理的な恐怖とは無関係だと判断する。「彼女はひとりでいることも、吹雪が吹き荒れる砂丘にいることも恐れていなかった。身体的な攻撃やレイプを恐れていたわけでもない。ただ単にパニック状態だったのである」。タイヤー夫人は、家から飛び出して外に出たいという衝動と戦いながら、自分に言い聞かせた。「この家にとどまって生き延びるか、さもなければ大声をあげて砂丘に向かって飛び出していって、波と風のあおりを受けて息絶えるかのどちらかだ」。

タイヤー夫人のパニックが内的なものであることは明らかである。ドストエフスキーの『地下室の手記』の言葉を借りれば、「自分の身に起きていることを自分で説明できなければ、誰も生きていけない。もしもある日、何も説明できなくなったとしたら、自分は狂ってしまったと思うだろうし、そしてそれが最後の説明となるだろう」。ドストエフスキーの言葉は、現代の心理学者ポール・ジンバルドの言葉とも同義である。「精神疾患の多くは、認知機能の欠如ではなく、認識に一貫性がなかったり、不可解な内的状態を理解しようと試みたがうまくいかなかったことを表す」。ほとんどの人は、不可解な体験をすると、なんとしてもそれを自分なりに解釈したいと考えるのだ。

したがって、タイヤー夫人がパニックの原因を探そうとしたのは、激しい内的覚醒に対する正常な生物的反応である。実際、定位反応の目的は、私たちの経験の中で未知のものを特定することである。特に、その未知のものが脅威である場合には、定位反応は重要である。何が自分を脅かしているのかを正しく認識できないとき、トラウマに苦しむ人はみな、知らず知らずのうちに自分で自分に罠を仕掛けてしまうのである。

ドストエフスキーやジンバルドが指摘するように、人間はときに解釈できないような体験をすることがあると納得することは、非常に難しい。いったん原始的な定位反応が起きると、私たちはなんとしてもそれを説明しようとする。説明がつかない場合、通常、何が起こっているのかを認識するために備わった強力な認知能力が使われることはない。たとえ明瞭に考えることができたとしても、私たちの認知能力は、苦痛の原因を特定したいという原始的な欲求を完全に打ち消すことはできない。これに対して、第2章のナンシーの例のように、身体と心が苦痛の原因を突き止めることに成功すれば、危険の原因を特定したいという原始的な欲求が満たされることになる。そのときは自然な防衛反応が起こり、その体験を成功裏に完了させる。私たちの多くにとって、これはトラウマを癒すための大きな一歩である。

しかし、通常、私たちは認知能力を駆使して、その問題をさらに追及し、解明し、名前をつけたり、あるいは記憶したりする。そうすることで、私たちは自分自身をその体験からさらに切り離すことになるのである。その分離の中で、トラウマの種は根を張り、成長するための肥沃な土地を手に入れる。覚醒の源を見つけられない動物は、逃げるよりも凍りつく。タイヤー夫人の逃げたい衝動が凍りつきに変わりはじめたとき、彼女は、自らの新皮質を使って、この別荘から飛び出したら、死ぬことになるのだ、と合理化する。極度の生理的興奮の説明がつかないばかりか、逃げたら死ぬと思い込むことで、自らジレンマを作り出しているのである。そしてタイヤー夫人は、自ら作り出した恐怖によって引き起こされた不動状態の罠へとはまり込んでいったのだ。

タイヤー夫人は、チャウチラの子どもたち（第2章）と同じように、閉じ込められることよりも、逃げることを恐れている。大脳新皮質は無益な説明を試みる一方、爬虫類脳は彼女に行動を強いる。恐怖と自虐的な混乱の中で、タイヤー夫人はついに、他のすべてのものを排除して、必死に呼吸に集中することにした。そして、理解しようとする気持ちを抑え、爬虫類脳が、自分の中に溜まった異常なエネルギーを放出するために行動するのに任せることにした。そのエネルギーがなぜそこにあるのか、私たちは知らない。おそらくタイヤー夫人も意識していないのだろう。しかし、彼女にとっても私たちにとっても幸いなことに、それは重要なことではない。タイヤー夫人は、自分の呼吸の感覚に集中することで、パニック発作の原因であるエネルギーを放出するのである。

新しい情報を統合できない・学べない

過度の警戒の本質的な性質は、正常な定位反応が欠けていることである（第7章）。このことは、トラウマを抱えた人々にとって深刻な影響を及ぼす。定位反応が欠如していると、積極的な防衛が必要な状況だけでなく、あらゆる状況で効果的に機能するための総合的な能力が損なわれることになる。定位反応の機能の一部は、新しい情報を認識したときにそれを識別することである。この機能が損なわれていると、新しい情報がいくらあっても、混乱や負担につながる。通常は、新しい情報は過去の経験と統合されて、将来利用できるように整えられる。しかし、定位反応の機能が損なわれると、新しい情報は、単に積み重ねられるだけになってしまう。情報が整理されず、使えなくなる。言い換えれば、重要なデータを置き忘れたり、忘れてしまったりする。その結果、頭の中で細部を整理することができなくなり、意味がわからなくなるのである。そして、意味のない情報は、とっておくのではなく、忘れてしまうのだ。このような混乱が起きると、他の問題がさらに状況を悪化させ、何でもないことにも苛立ち、怒り、不安を覚えるという、悪夢のような状況に陥ってしまうのである。

たとえば、集中して論文を書いているときに、突然電気が消えてしまったとしたら、私はこの予期せぬ出来事をありのままに受け止めることができない。「誰かが家に侵入しようとしているのではないか？」という不条理な考えが頭をよぎり、びくっとして立ち上がる。そんなことはないだろうと自分を落ち着かせようとするが、立ち上がった拍子に、きちんと積み重ねられていた重要な書類の山が床に崩れ落ちた。理不尽な怒りがこみ上げ、机を叩いてエネルギーを浪費してしまう。そして、役に立たない考えが頭をよぎる。裏口の鍵はかかっていたか？　電気代は誰が払うはずだったか？　愛犬のパウンサーはいないのか？　明かりを求めてマッチを探し出し、火をつけると、散らかった机の上がぼんやりと照らされる。電気代の請求書はどこだ？　注意力が散漫になり、マッチに火がついていることを忘れて、指に火傷をしてしまう。そして驚いて火のついたマッチを落としてしまい、書類が燃え上がる。恐怖で身体が麻痺し、どうすることもできなくなる。数秒後、動けるようになったが、不動反応が起きているため運動協調性が損なわれている。不器用な私は炎を消そうと暴れたが、結局何もできない。自分の協調性のなさに危険を感じた私はさらに必死になり、なんとかしようと、完成したばかりの論文の原稿で火を消そうとしていることに気づいたときには、遅すぎた。炎は勝手に消えていった。散らかった机の上を整理する作業が、また始まる。この書類の山は何なんだ？　私がここに置いたのか？　それにしても電気代の請求書はどこだ？　私は自分が目にしていることの意味合いを理解できずにいる。どうすれば整理整頓がうまくいくのか、友人や他の人たちからアドバイスや提案を受けることも多いが、私は普段どおりの行動を続ける。他に何ができるのだろう？　この状態では、学ぶことも、新しい行動を身につけることも、いずれ自分の人生を支配することになる衰弱をもたらすパターンから抜け出すこともできない。新しい行動を学んだり、計画を立てたり、新しい情報を統合したりする能力がないため、私には自分の人生を混乱に落としいれる状況を打開するための選択肢が一切ないのである。

慢性的無力感

凍りつき、定位、防衛の各反応が強く固着し、各機能が弱体化すると、機能不全が生じ、さらに、あらかじめ決められた経路に沿って亢進していく。それはやがて、慢性的な無力感となって現れてくる。慢性的な無力感は、過度の警戒や新しい行動を学べないことと並んで、トラウマを負った人に共通してみられる特徴である。

無力感が生活の切り離せない一部として定着してしまうと、無力感にとらわれずに行動をとることが難しくなる。

トラウマを抱えた人はみな、ある程度、慢性的な無力感を経験する。その結果、特に新しい状況に自分らしく関わっていくことが難しくなる。無力感を経験し、それが自分なのだと思い込んでいる人は、逃げたり、前に進んだりすることは、事実上不可能である。つまり、自分自身の考えや自己イメージにとらわれて、他の見方ができなくなってしまうのである。トラウマを受けた人は、ある出来事や刺激に反応して生理機能が覚醒したとき、健康な人のように定位や防衛のための反応に移ることはない。その代わりに、本来なら起きてくるはずの感情や正常な反応の順序を飛びこえて、覚醒から直接、不動と無力感へと移行するのである。私たちは被害者となり、そして将来においても、幾度となく被害者になることを繰り返していく。

たとえ逃げ道があっても、うまく逃げることができないのだ。また、逃げられる可能性があるかもしれないのに、そもそもそれを見つけようともしない。覚醒が不動と非常に強く結びついており、この二つを切り離すことができない。覚醒は不動につながる、ということだ。覚醒すると自動的に動けなくなり、無力だと感じるパターンができてしまうのである。体内にはアドレナリンが分泌されるので、物理的に走ることは可能だが、無力感が強すぎて出口を見つけられず、その場を離れることができない。このようなシナリオは、強迫観念の強い人によくみられる。抜け出したいとわかっていても、恐怖と不動が環境とのもっとも原始的なつながりを上書きしてしまうために、ついそこに居続けてしまうのだ。正常な定位反応や防衛反応、そしてそこから得られる楽しみや生き生きとした気持ちの代わりに、私たちは不安、深い無力感、恥、無感覚、うつ、離人症へと落ち込んでいく。

トラウマ的カプリング

トラウマ的カプリングでは、ある刺激が特定の反応と強く結びついており、それらが合わさって、正常な定位行動を上書きする。刺激があると、特定の反応が起きるようにあらかじめ決められてしまう。すると例外なく、それ以外の体験をすることができなくなる。たとえば、トラウマのない人にヨヒンビンという薬物を与えると、単に心拍数と血圧の上昇を体験するだけだ。しかし、トラウマ後ストレスに苦しむ帰還兵の場合、この薬物によって異なる反応が引き起こされる。戦場での恐怖や惨状が、単に身体感覚としてではなく、再体験されるのだ。これは、トラウマ的カプリングが存在していることの徴候である。帰還兵にとって、覚醒と、不動反応に伴う感情である、恐怖、戦慄、激怒、無力感は、切り離せない関係にある。

トラウマ的カプリングの一般的な例として、トラウマを抱えた人が性的興奮を覚えたときにパニックになることがある。性的興奮は、強い喜びとして感じられず、パニックや不動、無力感につながる。このため、実際にはトラウマ的カプリングが起こっているだけなのに、自分が性的虐待を受けたと思い込んでしまうことがある。

トラウマ的不安

どんな宗教裁判長も、不安より恐ろしい拷問は用意していない……。不安は人を片時も自由にしない。気晴らし、騒音、仕事、遊びのさなかでも、そして昼でも夜でも、四六時中不安はついて回る。

——セーレン・キェルケゴール（デンマークの哲学者）

絶え間ない覚醒状態、付きまとう危機感、いくら探しても危険の源が見つからないこと、解離、無力感、これらの要素が合わさって、トラウマ的不安が形成される。私たちが不動反応のために動くことができないとき、結果として生じる生物学的メッセージはこうである。「あなたは生きるか死ぬかの瀬戸際にあり、どちらに転ぶかわからない」。この差し迫った死の感覚は、怒り、恐怖、パニック、無力感などの感情によって強められる。これらすべての要因が組み合わさって、トラウマ的不安と呼ばれる現象が生じる。

「fear（恐怖）」の語源は、古期英語の「危険」を意味する言葉である。一方、「anxious（不安）」の語源は、ギリシャ語の「強く押しつける」あるいは「絞める」という意味の言葉である。

トラウマ的不安の体験は深刻である。それは、私たちが通常不安と呼んでいる体験をはるかに超えるものである。覚醒の高まり、さまざまな症状、不動状態から抜け出す恐怖、不動状態に完全に入ることへの恐怖、そして何か良くないことが起きているという絶え間ない感覚によって、極度の不安状態が継続する。この不安は、重度のトラウマを持つ人の人生において、生活のすべての側面の背景に存在するようになる。水の中を泳ぐ魚よりも、私たちは水の感覚を鋭く察知できる。それと同様に、トラウマを抱えた人の不安は、本人よりも周囲の人のほうがよりはっきりとわかることもある。トラウマによる不安は、落ち着きのなさ、焦燥、心配性、そして極度の緊張として現れる。また、パニックと不安を体験し、些細な出来事に対しても過剰に反応してしまうこともある。こうした問題は、その人の根っからの性格なのではなく、一時的に、しかし絶え間なく神経系が圧倒されていることを示している。

心身症状

トラウマの症状は、私たちの感情や精神状態だけでなく、健康にも影響を与える。身体的な不調の原因が他に見つからない場合、ストレスやトラウマが原因かもしれない。トラウマは、人から視力、聴力、言語を奪ったり、脚や腕、あるいはその両方に麻痺をもたらしたり、慢性的な首や背中の痛み、慢性疲労症候群、気管支炎、喘息、胃腸障害、重度の月経前症候群、片頭痛、その他いわゆる心身症をもたらすことがある。トラウマによって引き起こされた覚醒が未解放のまま内包されている場合、なんとしてもそのエネルギーを閉じ込めておこうとして、症状が現れてくる。閉じ込められたエネルギーは、私たちの生理機能のあらゆる面を利用することになる。

否認

トラウマを抱えた人の多くは、自分の症状に対して諦めの境地に達し、より正常で健康的な生活に戻る道を探そうとしない。否認と記憶喪失は、このような諦めの状態を強化する重要な役割を担っている。否認する人、たとえば、悪いことなど何も起きなかったと主張する人を批判したくなるかもしれないが、それ自体が症状であることを忘れてはいけない。否認や健忘は、本人の意思による選択ではなく、性格の弱さや人格の機能不全、意図的な不誠実さを示すものでもない。この機能不全の現れ方は、私たちの生理にパターン化されている。トラウマになるような出来事があったとき、否認することで機能を維持し、生き延びようとすることがある。しかし、慢性化すると、否認はトラウマの不適応な症状となってしまう。

否認や記憶喪失の影響を覆すには、かなり勇気が必要である。このとき放出されるエネルギーの量はとてつもなく大きいので、見くびったり、過小評価したりするのは禁物だ。トラウマを抱えた人にとっては、非常に重要な時である。

グラディス

グラディスの話は、冗談のように聞こえるかもしれないが、真実であり、否認があるときに起こる典型的な反応について、鮮明に説明している。家族や友人、セラピストがサポートすることによって、否認や記憶喪失から抜け出すことが促進されるが、この目覚めがいつ起きるのが適切であるかは、純粋に生物学的、生理学的な問題なのである。

グラディスは、甲状腺の問題で治療を受けていた内科医から私のところに紹介されてきた。この内科医は、繰り返し起こる急性腹痛の発作に関して、身体的な問題がまったく見つからないため、私にグラディスを診るよう依頼してきたのだ。私が初めてグラディスと会ったとき、私は彼女の強烈な、恐怖に満ちた、目を見開いたような姿に衝撃を受けた。これは甲状腺機能亢進症だけでなく、恐怖や慢性的な過度の警戒の典型的な徴候を示していた。私は彼女に、恐怖を感じたり、トラウマを体験したりしたことがあるかと尋ねた。彼女は、そんな体験はないと言った。

人はトラウマを否認することがあると知っていた私は、質問を変えて、過去五年間に特に怖かったり動揺したりするようなことを経験したかどうかを尋ねた。すると、彼女は「いいえ」と答えた。私は、彼女を安心させるために、最近の研究で、人口の大部分が過去五年以内に何か怖い経験をしたことがあると明らかにされているとつけ加えた。

「ああ、そうなんですね」と彼女は答えた。「まあ、数年前に誘拐されたことがあります。でも、そんなに怖くはなかったですよ」

「まったく？」

「ええ。まあ、まったく怖くなかったというわけではないですが……」

「何があったんですか？」

「友人たちとコロラドでスキーをしていて、夕食に行こうと外へ出ました。迎えの車が来てドアが開いたので私は乗り込みました。でも、運転していた男はレストランには向かわなかったのです」

「そのとき、怖かったですか？」

「いいえ、週末のスキー旅行でしたから」

「その男はどこに行ったのですか？」

「レストランに行く代わりに、彼の家に連れて行かれました」

「彼の家に連れて行かれたとき、怖くなかったですか？」

「いいえ。ただ、なぜ連れて行かれたのかわかりませんでした」

「なるほど。そのあとはどうなったんですか？」

「彼は私をベッドに縛りつけました」

「怖かったですか？」

「いいえ、本当に何もなかったのです。ただ脅されただけです。まあ、少しは怖かったかもしれませんが。壁には、いろいろなナイフや銃が吊るされていました」

「それで本当に怖くなかったのですから」

「ええ、だって何も起こらなかったのですから」

グラディスはその日、外見上は平静を装って帰っていった。誘拐されたときも、それ以外のときも、怖くなかったという彼女の主張が、今も彼女の体験を支配している。その後、彼女はセッションに戻ってくることはなかった。

グラディスの話は、極端ではあるが、典型的な「否認」の例である。トラウマを負った人のシステムを守る原始的なプロセスが、「否認すること」を手放すことを決めるまで、否認はその人をしっかりつかんで離さない。否認から抜け出せるのは、安全だと感じたときや、別の出来事が「記憶」の引き金《トリガー》になったり、あるいは、私たちの生物学的本能が「もう十分だ」と感じたりしたときかもしれない。友人や恋人、セラピストにできることはあるが、こうしたアプローチを成功させるためには、適切なタイミングを見計らうことが重要となる。

トラウマサヴァイヴァーが予期すること

父親に性的虐待を受けている少女は、その恐怖と恥のために、その場から逃げることができず、ベッドの中で固まってしまう。防衛的な逃避反応が妨げられることで、その子の正常な刺激に対する指向性が変化する。好奇心や期待に満ちた反応をすることはなくなる。恐怖のあまり行動が制限され、固まってしまうのである。トラウマを被っていない元気な子どもであれば、もし足音が聞こえたら、一定の警戒心とともに好奇心をもって足音のするほうに顔を向ける〔定位反応〕だろう。しかし、親族から性的虐待を受けている子どもは、足音が聞こえると、恐怖で凍りついてしまうのである。

性的虐待が続いている場合、子どもは習慣的に不動状態になることで対応する。脅かされている子どもにとっては、トラウマによって引き起こされる機能不全の症状である不動状態が、デフォルトとして定着してしまう。子どもは心理的、生理的な被害者となり、そうした姿勢を一生持ち続けることになる。そして、たとえ積極的に行動すれば不動状態から脱出できるような状況であっても、あえて不動状態にとどまってしまう。無力感や恥の感覚にとらわれるあまり、攻撃されたり、プレッシャーを受けたりしたときに、文字どおり自分を守る術をまったく持っていない。

繰り返し打ちのめされるような体験をした人はみな、自分は不安を抱えた無力な存在であるという思い込みを持ってしまう。さらに彼らはこうした自己イメージを、脅威と感じられる他の場面にも持ち込む。自分が無力であると断定し、犠牲者であることを自分にも他人にも証明するために、さまざまな方法をとり続ける。本当は活用できるリソースがあったとしても、無力感に屈してしまう。また、自分の中の好きになれない部分を認めたくないために、意図的に危険を引き起こすこともある。これは、恐怖対抗的反応として知られている。いずれにせよ、彼らは被害者としてふるまっており、その行動はさらなる被害者意識を助長する。

犯罪の常習者は、標的を選ぶのに、ボディランゲージを見分けるという。彼らは、さまざまな経験を通じて、ある種の人々は、うまく身を守れないことを知っている。加害者は、被害者の硬くぎこちない動きや、混乱した振る舞いに目をつける。

最終段階

トラウマの症状がより複雑になるにつれ、トラウマが、その人の生活のあらゆる側面に影響を与えるようになる。これらの症状は、本来は生理的な基盤によるものだが、症状の悪化が下降スパイラルの最後の曲がり角に達するころには、心理的な側面にも影響を与える。さらにいえば、その人の心身を実際に支配してしまうのである。最も恐ろしいのは、この影響の大部分が無意識であるということだ。

トラウマは、完全に意識されることはないかもしれないが、じつはいつも完全に影響を及ぼしている。トラウマは、陰湿な方法で、私たちの行動の動機と原動力に働きかける。つまり、子どものころに殴られた人は、大人になってから、無性に誰かを殴りたくなるのである。殴りたくなるエネルギーは、トラウマの症状に内包されているエネルギーにほかならない。この無意識の強迫観念は、エネルギーが放出されないかぎり、強い意志を持つことでしか克服できない。

過去のトラウマ的な出来事を繰り返してしまう衝動は、トラウマの再演と呼ばれている。これは、トラウマ症状の下降スパイラルの最後の曲がり角で現れてくる現象である。再演は、個人、社会、国際社会のすべてにとって脅迫的で、不可解で、破壊的なものである。

第Ⅲ部

変容と再交渉

第13章　反復の青写真

再演

それは驚くには値しない。――ジークムント・フロイト

トラウマを完了させ、癒そうとする衝動は、トラウマのエネルギーそのものと同様に強力で、かつ、頑固なものだ。再演によってトラウマを解消しようとする衝動は、深刻で強迫的なものとなることもある。私たちは、意識的であれ、無意識的であれ、元のトラウマを再演する状況に惹きつけられていく。たとえば、幼少期に性的虐待を受けた人が、のちに売春に手を染めたり、ストリッパーになったりするのはめずらしくない。私たちは、身体的な症状を通じて、あるいは外部環境との密接な相互作用を通じて、トラウマの影響を体験していることに気づくかもしれない。再演は、親密な人間関係、職場、繰り返される事故や災難、その他一見偶然にみえる出来事の中で起きている

かもしれない。また、身体症状や心身症という形で現れることもある。トラウマを抱えた子どもは、遊びの中でそのトラウマを繰り返し再演することが多い。大人は、発達段階が進んでいるため、遊びよりもさらに大きなスケールでトラウマを再演する。いずれにしても、年齢には関係なく、似たようなダイナミクスの中で再演が起こる。

生物学的な観点からみると、再演のように強力で止むに止まれぬ行動は、「生き残り戦略」のカテゴリーに入る。つまり、歴史的にみて、それが種の存続に有利な行動であるため、選択されてきたということである。再演は、しばしば危険をはらむため、多くのトラウマを抱えた人や社会を悩ませている。この再演が持つ、生き残るために役に立つ利点とは、いったい何なのだろうか。

生き残るのに必要な知識は、周囲の状況から、素早く効果的に学ばなければならない。生き残りに関しては、学習と再学習への強い執着を持つことが不可欠である。野生の世界では、幼い個体が捕食者から逃げおおせるのは、「ビギナーズラック」であることが多いし、うまく逃げおおせるやり方を身につけるのは生き残るために欠かすことができない。さらに、幼い子どもたちに許された時間は短く、その学習過程は過酷なものである。

この学習プロセスを強化するために、動物は危険に遭遇するたびに「復習」し、活性化した生き残りのためのエネルギーが放出されたあとに、可能な脱出方法を練習するのではないかと私は考えている。ディスカバリーチャンネルで、このような行動を見たことがある。三匹のチーターの子どもが、ライオンに追われている。彼らは、素早く進路を変え、高い木に登ることでなんとか逃げおおせた。ライオンが去ったあと、チーターの子どもたちは木を降りて遊びはじめた。彼らは、ジグザグに走ったり、木に登ったりしてさまざまな逃走の方法を練習した。そして、母親が狩りから戻ると、さかんにそのまわりを飛び跳ね、自分たちが死神の大きなあごからうまく逃れることができたことを報告した。

私は、再演の生物学的な根源は、この正常化の「第二段階」、すなわち防衛戦略を「遊び心」をもって練習することにあると考える。この生来の遊び心に満ちた生き残りのメカニズムが、どうしてしばしば悲劇的、病的、暴力的なトラウマの再演にすり替わってしまうのだろうか。これは、トラウマに苦しむ個人だけでなく、社会全体にとっても重要な問題である。人類を悩ます暴力の多くは、未解決のトラウマを抱えているために、再度エンパワメントの感覚を確立しようとして失敗したときに出現するもので、これは、直接的、あるいは間接的にトラウマの結果といえるからだ。

チーターの子どもは、ライオンから逃れることに成功したときに（第一段階）可動化した強烈な生き残りのためのエネルギーのほとんどを放出した。逃走後、チーターの子どもたちは生き生きとした様子を見せた。そして第二段階に入り、その体験を遊びながら振り返ることで、逃走能力をマスターし、誇りと自信の感覚を持つに至った。

では人間はどうだろうか？　車を運転していると、突然一台の車があなためがけて突進してくるのが見えたとする。あなたの身体は、本能的に自己防衛のために可動化される。ジグザグに走行して暴走車を避けながら、あなたは強烈なエネルギーの放出を感じる。そして、その車がマーキュリー・クーガーであることに気づく。あなたは、首尾よく危険を回避できたので、なんともいえない爽快な気分になる。あなたは縁石に車を停め、多くのエネルギーを放出したにもかかわらず、まだいくらか活性化していることに気づく。フェルトセンスに意識を集中すると、あごと骨盤が細かく震え、それが全身に広がっていることに気づく。エネルギーが放出されると、腕や手に温かさとピリピリした感覚を覚えるものだ。落ち着いた気分で、その出来事を振り返りはじめる。あなたは、この状況についてさまざまなシナリオを演じてみて、自分の防衛戦略は成功したとはいえ、他の方法もあったはずだと考える。そして、その選択肢をメモし、ようやくリラックスしはじめるのである。家に帰り、家族に何が起こったかを話す。そのときのあなたの態度には誇らしさがあり、その出来事を語り継ぐことで力を得たように感じる。家族は、あなたが無事であることを、自分のことのように喜んでくれた。あなたは、家族の思いやりに深く感動し、家族があなたを温かく迎えてくれているのを感じる。あなたは急に疲れを感じ、夕食の前に横になることにした。あなたは穏やかでリラックスしており、すぐに眠りについた。目が覚めたとき、あなたは元気を取り戻したように感じた。この出来事はもう過去のことであり、あなたはいつもの感覚で人生を歩むことができるのである。

残念ながら、人間は自分を守るために動員された膨大なエネルギーを完全に放出できないことが多い。そのため、第二段階に入ると、その出来事を見直すことになるのだが、非常に活性化した状態のままである。この高まったエネルギーレベルでは、「遊び心」のある復習はできない。その代わりに、その出来事を追体験するような、恐怖に満ち、強迫的なフラッシュバックをしばしば体験することになる。第16章「事故後の感情面での応急処置」では、不完全な解放に対する最も一般的な反応について取り上げている。大多数の人は、放出されなかった生き残りのためのエネルギーを内面化することによってコントロールしようとする。この方法は社会的に受け入れられやすいが、じつは高い活性化に対処するうえでは、「行動化」と同様、百害あって一利なし、である。本能的な防衛手段を内面に向けるという戦略は、再演の一形態であることを理解することが重要である。「内向きの行動化」といってもいいかもしれない。暴力を自分に向けることは、いくつかの理由から、私たちの文化が好む方法である。一見うまく機能しているようにみえる現在の社会構造を維持するうえで、そのほうが、都合がよいのだ。しかし、それとは別の理由もあると私は考えている。つまり、生命を脅かす出来事を解決しようとする人間の自然な性質を内面化することで、解決する必要があるということ自体を否認しているわけだ。つまりすべてが隠されているのだ。

最近、暴力的な「行動化」がエスカレートしているが、そのために私たちは、目に見える「行動化」であれ、「内向きの行動化」であれ、トラウマ後ストレスが健康上の大きな問題であるという事実を直視せざるを得ないという点では、意義のあることではないだろうか。では、「行動化」のシナリオをみてみよう。

車を運転していると、真正面からこちらに向かってくる車が見える。一瞬にして身体が緊張し、パニックに陥って凍りつく。衝突は避けられないと覚悟し、身体を固くして身構える。そして、最後の瞬間、パニックを必死に追い払って、暴走してくる対向車の進路から外れる。そして、その車がマーキュリー・クーガーであることに気づく。あなたは縁石に車を寄せる。心臓は激しく鼓動し、息も絶え絶えである。アドレナリンが出ているような感覚に襲われ、その後、強い活性化を覚える。あなたはこのエネルギーに怯え、自分が怒り出すのを感じる。怒りは助けになるのだ。その怒りの矛先は、自分を殺しかけた愚か者に向けられる。心臓も心もまだ興奮しているのに、氷のように冷たい手がまだハンドルに釘付けになっていることに気がつく。その愚か者を渾身の力を込めて絞め殺すことを想像する。まだ興奮冷めやらぬ中、目の前にあのときの映像がフラッシュバックしてくる。（第二段階が始まるが、あなたはまだ高揚している。）パニック感が戻り、心臓の鼓動が速くなる。コントロールが利かなくなり、怒りが戻ってくるのを感じる。怒りは、ひとまずうわべだけでもコントロールを維持するのに役立っている。

あなたの思考は、あの愚か者に戻る。彼はあなたの一日を台なしにした。あなたは、彼があなたと同じことを経験しているのだろうかと思う。ヤツは愚か者だから、そうではないだろうと思う。ヤツはきっと、この出来事には気づかず、ただ陽気にドライブしていることだろう。そんなイメージは不愉快だが、次第に、それが真実なのだと思いはじめる。そのとき、ふと、ヤツの車を思い出した。黄色のクーガーだった。そのイメージが浮かんでくると、あなたの怒りは膨れ上がった。あの車と運転手が憎い。あなたはその車と運転手への憎しみを感じ、思い知らせてやりたいと思う。

あなたは黄色いクーガーを探して車を走らせる。そして、ある駐車場でその車を発見する。駐車場に入るとき、あなたは心臓が高鳴り、興奮が高まる。「復讐するんだ。正義を貫くんだ」。あなたは、数台離れた場所に車を停め、トランクを開け、タイヤレバーをわしづかみにする。その勢いでクーガーに向かい、タイヤレバーでフロントガラスを叩き割りはじめる。何度も何度も叩いて、強烈なエネルギーを放出させようとする。突然、あなたは手を止め、周囲を見回した。まわりの人々は、信じられないといった表情であなたを見つめている。

あなたを怖がっている人、あるいは、あなたはどうかしていると思っている人、さらには、とんでもないことだと非難の視線を向ける人もいる。一瞬、敵意を向ける人々を攻撃することも考えた。彼らはおそらくクーガーの持ち主の友人だろう。そして、現実がみえてくる。自分のしたことに気づき、恥ずかしさに打ちのめされる。しかし、羞恥心はすぐにパニックに変わる。あなたは法を犯した。警察もこちらに向かっていることだろう。逃げるしかない。あなたは自分の車に駆け寄り、乗り込むと、きしむタイヤの煙を残して、猛スピードで走り去る。

家に着いたときには、恥ずかしさで頭が真っ白になっている。家族は「おかえりなさい」と言って迎えてくれるが、あなたは何が起こったのか話すことができない。家族は「何かあったの?」と聞くが、あなたはそれを聞き流す。フロントガラスを破壊することで一瞬爽快感を味わったが、そんなのものはとっくに消えている。その代わりに、再びパニックに襲われる。あなたは家にいることができない。あなたは車に乗り込み、運転しながら、自分を落ち着かせようとする。何も効果がないように思える。あの愚か者があんな目にあったのは自業自得だと自分に言い聞かせるが、パニックは解消されない。あなたは、リラックスするのに酒の力を借りようと、近くのバーへ向かう。

明らかに、この人のとった行動は、生き残りにはまったく役に立たない。この人物は、高度に活性化した状態にあり、出来事を理性的に見直すことができなかった。彼は、生き残りをかけたエネルギーを放出し、正常な機能を取り戻して、生命力に満ちた状態に戻るのではなく、単にトラウマを再演し内面の生物学的な混乱を「行動化」しているのだ。しかしながら、このような行動に善し悪しの解釈をすることはやめておいたほうがよい。彼は、生命を脅かされるような体験をしたために、身を守るための強烈なエネルギーが可動化された。そして、そのエネルギーを放出しようとしたのだが、うまくいかなかったのだ。精神科医のジェームズ・ギリガンは、その著書『暴力』[7]の中で、この点を次のように雄弁に語っている。「正義を達成し維持しようとする試み、あるいは不正義の解消や予防の試みは、暴力の唯一かつ普遍的な原因である」（強調はギリガン）。感情的、知的レベルでは、ギリガン博士の洞察は深遠で正確だが、本能的な機能という生物学的レベルではどうなのだろうか。思考ではなく、フェルトセンスの世界では、正義とはトラウマのサイクルの完了として体験されるものではないだろうか。トラウマのエネルギーの放出と、サイクルの完了がなければ、私たちは、「外向きの行動化」であれ、「内向きの行動化」であれ、暴力的な再演という悲劇的サイクルを繰り返す運命にあるのだ。

人間のほとんどの行動は、脅威に対する反応を完了することができなかったために起きた過覚醒状態に端を発するということを理解すると、私たちは謙虚にならざるを得ない。人類の大半は、「正義」のために行動する人々に、まるで催眠術にでもかけられたかのように魅了される。連続殺人犯の人生を詳述した本は数え切れないほどあり、その多くはベストセラーになっている。また、正義と復讐というテーマは、おそらく他の何よりも多くの映画の題材になっていることだろう。

私たちが「行動化」する人たちに強く惹かれる根底には、完了と解決への衝動、つまり私がトラウマの「再交渉」と呼ぶものがある。再交渉では、暴力的な再演の繰り返しのサイクルが、癒しへと変化する。変容した人は、復讐や暴力の必要性を感じない。恥や非難は、再生と自己受容の力強い流れの中で解消される（第14章「変容」参照）。

残念ながら、この現象を文学や映画で表現した例は非常に少ない。映画『スリング・ブレイド』〔一九九六年〕には、トラウマの再交渉に内在する変容のリソースが多く描き出されている。

私たちのありふれた「衝突のシナリオ」は、映画よりもずっと身近であり、日常生活の一部であるがゆえに、より多くのことを物語っている。『暴力』で、ギリガンはこう書いている。「最大の恥を引き起こし、したがって、最も過激な暴力を引き起こす事件の性質を理解しようとするならば、その事件が、取るに足りない些末なことである点に注目すべきだ。些末なことが原因で、焼けつくような恥辱を受けたことが、激烈な暴力の引き金となるのである」。人は圧倒され、うまく自分を守ることができないとき、しばしば恥を感じる。人々が暴力的に行動するとき、それは恥をかかされたことに対する正義と復讐を求めているのである。

第7章では、人間の脳には、爬虫類系（本能）、哺乳類系（感情）、新皮質系（理性）の三つの統合されたシステムがあることを説明した。恥は哺乳類脳のシステムによって形成される感情である。正義は大脳新皮質が作り出した概念であるが、本能はどうなのか。もし、強烈な生き残りのためのエネルギーを放出しようとする本能的な衝動が阻害されれば、他の二つの脳システムの機能は大きく変化する、と私は考える。たとえば、先に述べた「再演」のシナリオをみてみよう。放出されなかったエネルギーは、個人の感情や理性的な反応にどのような影響を与えたのだろうか。端的にいえば、「感情」の脳はこのエネルギーを「怒り」に変換した。そして、「理性的」な脳が「復讐」という考えを生み出した。この二つのシステムは、互いに関連し合いながら、その状況下でできるかぎりのことを行っていた。しかし、非常に強力な生命エネルギーを本能に従って放出することができなかったために、彼らは適応できない状態に追い込まれてしまったのだ。その結果、再交渉ではなく、再演が行われたのである。

暴力的な行動は、一時的な安堵感や「プライド」の高まりをもたらすかもしれないが、生物学的な放出がなければ、完成はないのである。その結果、恥と暴力のサイクルが繰り返される。神経系が非常に活性化したままであるため、人々は唯一の解消法である、さらなる暴力を求めざるを得なくなる。トラウマとなった出来事は解決されず、人々はあたかもそれがまだ起こっているかのようにふるまい続ける。生物学的にいえば、それは実際、まだ起こっているのである。だからこそ、彼らの神経系はまだ高度に活性化しているのだ。先ほどの三匹のチーターの子どもは、ライオンが立ち去ったとき、脅威が終わったことを現実の出来事として理解していた。しかし、すぐれた知性を持つ人間には、それがわからないことが多い。

フロイトは、人の一生が幼少期のテーマを演じ続けているようにみえることに衝撃を受け、初期のトラウマを再演しているような行動、人間関係、感情、夢を「反復強迫」という言葉で表現した。フロイトの反復強迫の概念は、人は新しい解決策を学ぶために、奇妙なことに、元のトラウマを思い出させるような状況に自らを繰り返し追いやるというものであった。

七月五日午前六時三〇分

トラウマ後ストレスの分野で多大な貢献をした医学博士のベッセル・ヴァン・デア・コークは、ある帰還兵のエピソードを紹介してくれた。この事例は、トラウマの解放を求める途上で起こりうる、危険で反復強迫的な再演について、見事に説明している。

一九八〇年代後半の七月五日、朝六時三〇分にコンビニエンスストアに一人の男が入ってきた。ポケットに指を入れて銃を持っているかのように見せ、レジから金を出せと要求した。この男は、小銭を五ドルほど盗んで車に戻り、警察が来るまでそこで待機していた。警察が到着すると、男は車から降り、再びポケットに指を入れたまま、「自分は銃を持っている、誰も近づくな」と宣言した。幸いにも、彼は警官によって射殺されることなく身柄を確保された。

警察署でこの男の記録を調べたところ、過去一五年間に六件のいわゆる「武装強盗」を起こしており、そのすべてが七月五日の朝六時三〇分だったのだ！　その男がベトナム帰還兵であることを知った警察は、この出来事が単なる偶然ではないことを察知した。そこで、ヴァン・デア・コーク博士に話を聞いてもらうことにしたのである。

ヴァン・デア・コーク博士は、その男に直接尋ねた。「七月五日の朝六時三〇分に、何が起こったのですか？」すると彼は答えた。ベトナムにいたとき、その男の小隊はベトナム兵に待ち伏せされた。自分と戦友のジムを除いて、全員が殺害された。日付は七月四日。夕闇が迫り、友軍のヘリコプターは、彼らを救助することができなかった。ベトナム兵に囲まれた水田に身を潜め、二人は恐怖の一夜をともに過ごした。明け方三時半頃、ベトナム兵の銃弾はジムの胸を撃ちぬいた。七月五日朝六時三〇分、ジムは戦友の腕の中で息を引き取った。

ベトナムからの帰還後、服役中でないかぎり、七月五日が来るたびにこの男は決まって戦友の命日を再演していた。ヴァン・デア・コーク博士とのセッションで、この帰還兵は、戦友の死にまつわる深い悲しみを心から味わった。そして、ジムの死と、拳銃強盗を装わずにはいられないという強迫観念が結びついていたことに気づいた。自分の悲嘆と、強迫観念の原動力となった出来事を自覚した彼は、戦友の死の悲劇を再演するのをやめることができた。

強盗とベトナム体験の間には、どのような関係があったのだろうか。「拳銃強盗」を演出することで、その男は戦友と小隊のすべての兵士を死に至らしめた銃撃戦を再演していたのだ。警察を挑発することで、ベトナム兵を演じてくれる役者までそろえた。彼は誰も傷つけたくなかったので、銃の代わりに指を使った。そして、その「寸劇」をクライマックスにもっていき、心の傷を癒すのに必要な助けを引き出そうとしたのだ。そして、戦友の非業の死や戦争の悲惨さに対する苦悩、悲しみ、罪悪感を解消しようと試みた。

彼の過去を何も知らずに、この行動を見れば、彼は正気ではないと思うかもしれない。しかし、少し過去を紐解くと、彼の行動は、深い心の傷を癒そうとする切実な試みであったことがわかるのである。彼は、戦争という悪夢から解放されるまで、何度も何度もギリギリのところまで再演を繰り返した。

多くのいわゆる原始的な文化では、この男の感情的、精神的な傷の性質は、部族によってオープンに認められただろう。彼は自分の痛みを共有するように勧められ、癒しの儀式は、部族全員の前で行われる。部族の人たちの助けによって、彼は失われた魂と再び結ばれるのである。この清めの儀式ののち、喜びあふれる祝宴の席で、男は英雄として迎え入れられるのである。

気づきの決定的な役割

再演と元の状況との関連は、すぐに明らかにならないことがある。トラウマを抱えた人は、トラウマとなるような出来事を別の状況に関連付け、元の状況ではなく、その別の状況を何回も繰り返すことがある。特に、事故が何らかの形で類似している場合、この種の再演はよく起こる。また、特定の種類のケガをし続けるというケースもある。足首や膝の捻挫、むち打ち症、そしていわゆる心身症などは、身体的再演のよくある例である。

一般に、これらのいわゆる「事故」は、いずれも偶然起きたこと以外の何ものでもないようにみえる。トラウマの症状であることを見分ける手がかりは、それらがどれくらいの頻度で繰り返され、どのような頻度で発生するかにある。幼少期に性的虐待を受けたある青年は、三年の間に一〇回以上も重大な追突事故に巻き込まれている。さらに、これらの「事故」のうち、彼に明らかな過失があったものはない。このような頻繁な再演は、トラウマの最も興味深く、複雑な症状である。この現象は、再演と元の状況との間に驚くべきレベルの「偶然の一致」があり、あたかもその人に合わせてオーダーメイドしたかのようにみえる。再演の要素には理解できるものもあれば、合理的な説明が難しいものもある。

ジャック

ジャックはノースウエストに住む五〇代半ばのとても内気で真面目な男性だ。彼は、私に会うことに対し、決まりの悪い思いを抱いているようだった。その恥の感情の根底には、屈辱感や敗北感があった。昨年の夏、ボートをドックに入れようと操作しながら、彼は誇らしげに、そして冗談交じりに妻に言った。「なかなかうまいだろう？」。次の瞬間、彼と妻、そして子どもは仰向けに転がってしまった。ボートを停泊させようとしているときに、ロープがエンジンレバーに引っかかってしまったのだ。突然、ボートが前に傾いた。さらに間の悪いことに、このときにかぎってジャックはモーターをニュートラルにしたままだった。そのため、ジャックと彼の家族は、足をすくわれてしまった。幸いにも、誰も大きなケガはしなかったが、他のボートと衝突してしまったため、五〇〇〇ドル相当の損害が発生した。さらに、マリーナのオーナーは、ジャックが酔っているために操作を誤ったのではないかと思ったのか、自分が代わりにボートをドックに入れてあげようと言った。ジャックが面目をつぶされたかっこうになったため、二人は激しい言い合いになってしまった。船乗りの家系で育ったジャックは、ボートの扱いはお手の物だと思っており、この出来事は、ジャックを打ちのめした。ドック入れの最中に、エンジンをニュートラルに入れてはいけないことなど、わかりきっていたはずなのだ。

私とのセッションでジャックは、自分が仰向けに倒れるときのことを思い出し、つかんだロープがねじれて腕全体がこすられ、腕がヒリヒリと熱くなるのを体験した。この感覚に刺激されて、五歳のころの自分のイメージがわいてきた。両親とボートに乗っているとき、ジャックは、はしごから落ちて仰向けに倒れたことがあった。突風に押し倒され、息ができず、恐ろしい思いをしたのだ。

セッションでジャックは、五歳のころの自分が、誇らしげにはしごを登っているのを鮮明に思い出し、自分の力強い筋肉がはしごをつかむ感覚を味わうことができた。両親は、ジャックがはしごに登って遊んでいることには気づいていなかった。そこに、大波が来てボートが傾き、ジャックは仰向けに投げ出された。さらに皮肉なことに、ジャックは医者をたらいまわしにされたために、行く先々で同じことを話さなければならなかった。

五歳のときの転倒と、今回の大失敗という二つの出来事には、重要な関係がある。この二つの出来事とも、ジャックは誇らしげに自分の腕前を披露している最中に、仰向けに投げ出されたのだ。どちらの場面でも、文字どおり、身体が風にノックアウトされ、さらに、感情的にもノックアウトされたのである。五歳のときに乗っていた父親の船は「ハイ・シー（公海）」と名付けられていた。ジャックは、災難が起こる一週間前、自分のボートを「ハイ・シー」と名付けたばかりだった。

衝撃のパターン

ジャックは自分のボートを「ハイ・シー」と改名したとき、先のベトナム帰還兵と同じように、トラウマの再演の舞台を整えたのだ。再演の直前には、偶然にも事件の記憶が蘇ることがよくある。さらに注目すべきは、事故とは無関係な第三者には、これらの事件やその後の再演が、元のトラウマに関連していることは明らかにみえるが、トラウマを負った本人は、通常、そのことにまったく気づかない。

多くの場合、再演は無意識の偶発的な記憶ではなく、トラウマとなった出来事の記念日と重なる。本人には、その日にその出来事が起こったという意識的な記憶がないにもかかわらず、そうなることがある。その人が出来事を覚えていたとしても、元の体験と再演の間の関連は、通常、無意識のものである。実際、後述するように、意識していないことが、このような奇妙な再演を永続させるうえで重要な役割を担っている。

気づきなしには選択肢はない

庭のツタ、ブラックベリーの茂み、竹などの植物を取り除くのに、地上部分だけを刈り取れば済むだろうか。誰でも知っていることだが、植物は根から再び芽吹いてくる。根元から抜き取らなければ、取り去ることができないのだ。トラウマもその一つである。再演が起こったとき、私たちはよく、その結果起こる行動を「行動化（acting out）」と呼ぶ。これはよくいったものだと思う。「演技（acting out）」と呼ばれるのは、それが現実ではないからである。その根底には、本人が気づいていない別の何かがあるのだ。

先に述べたように、行動することは、生物に一時的な安らぎを与える。行動そのものが、継続的な覚醒サイクルによって生み出された過剰なエネルギーのはけ口となるのである。このとき、アドレナリン形成化学物質と麻薬性エンドルフィンが体内に放出されるため、有機体は、そのときに起きている圧倒的な感情や感覚を感じないようにすることができる。しかし、プログラムされた行為に従うことで、新しいことや独創的なことに取り組む余地がほとんどなくなってしまうという問題がある。トラウマを抱え、そのトラウマが命ずるままに行動し、圧倒的な体験を何回も再演するだけの人生を選ぶなど、理性的に考えてみれば、誰でも避けたいと思うだろう。

再演と再交渉の違い

どのような再演においても、根底にある無意識の出来事や信念のパターンがつねに存在し、それらは一見、私たちがどのような体験をするべきかを決めて、それに従わせる力を持っているかのようにみえる。この強迫的な繰り返しは、通常の意味での意図的なものではない。通常意図的な行動をとるには、何らかの意識が必要であるが、再演では、意識はほとんど役に立たない。人間という有機体は、再演するときには自分の行動の原動力や動機を十分に意識しておらず、その結果、爬虫類脳のようなモードで機能している。単に衝動に従うだけなのだ。

再演は、野生における脅威への反応に伴う活性化と脱活性化の自然なサイクルを完成させようとする有機体の試みである。野生では、生命を脅かすような状況をうまく切り抜けるために、走ったり、戦ったり、その他の積極的な行動によって活性化のエネルギーが放出されることが多い。もし、元の出来事が積極的な脱出戦略を必要としたのであれば、再演でも同じことを試みようとするのは、驚くことではない。

私たちは人間であるため、他の動物とは異なるメカニズムでトラウマになりやすいのだ。この解決不可能と思われる苦境から抜け出す鍵は、私たちを動物と最も明確に区別する特徴、すなわち、自分の内なる体験を意識的に認識する能力にある。ジャックのように、トラウマのパターンに付随する感覚や感情のすべての要素をゆっくりと体験し、それらを完結させてから次に進むことができれば、トラウマの出来事を再演せざるを得ないような衝動や動機にアクセスし、それを変換することができるようになる。フェルトセンスを通してアクセスした意識は、動物が行動によってアクセスするのと同じように、穏やかなエネルギーの放出を可能にする。これが「再交渉」である。

身体という舞台で

覚醒は、内的な原因を持つ圧倒的な感覚や感情を受けて慢性化する。これが、トラウマは内面的に取り組むことで変容可能であり、またそうしなければならない理由でもある。私たちは、問題を抱えた世界を作り出すという形でトラウマを再演しているのかもしれない。外部にとどまっていても、世界が変化するわけではない。そのため、再演ではトラウマが完了せず、世界は相変わらず暴力や懊悩に満ちているのだ。

私たちが内的世界を尊重しない文化に生きていることは、じつは残念なことである。多くの文化では、夢、感情、イメージ、感覚などの内的世界は神聖なものとされている。しかし、私たちの多くは、そうしたことがあるのをぼんやりと意識しているにすぎず、内的世界の中で、自分の進むべき道を見つける体験もほとんどない。そのため、いざというときの準備ができていないのである。その結果、体験が必要とされたときに、準備不足のまま、その場をうまく切り抜けることができず、仮にその場を切り抜けることができても、多くの場合、再演してしまうのである。

しかし、忍耐と注意を払えば、トラウマの再演を促すパターンを解体し、エネルギーの解放を導くために、効果的な感覚を使いこなしたり、行動をとったりすることが再び可能になる。トラウマがどのように始まり、どのように発展していくのかを理解したら、次はフェルトセンスを通して自分自身を知ることを学ばなければならない。トラウマの再交渉を始めるために必要な情報は、すべて手に入れることができるのである。私たちの身体（本能）は、どこに障害があるのか、いつ急ぎすぎているのかを教えてくれるだろう。私たちの知性は、私たちが圧倒されないように、体験を調整する方法を教えてくれる。これらの脳機能が一体となって働けば、私たちの内的体験の主流とトラウマの混乱との間に特別な関係を築くことができるのだ。ゆっくりと進み、それぞれのステップで体験が展開されるようにすることで、未解放のトラウマのエネルギーを、私たちが許容できる速度に落とし込んで消化することができるのである。

トラウマは、身体という舞台上であれば変容可能である。トラウマとなる感情や行動を永続させる断片的な要素を結びつけ、統合し、再び全体性を持つようにすることができる。この全体性を感じることで、人生に熟達したという自信と、成し遂げたという満足感が生まれるのである。

追記――時空を超えて

トラウマの再演には、非常に興味深い一面がある。再演の議論を進めるには、この点に触れないままに先に進むことは不可能だ。具体的にいうと、家族の数世代にわたる歴史にさかのぼることができるトラウマ的な出来事の再演についてである。

先日、SE™のトレーニングで、ケリーという若い女性を診てほしいと紹介された。ケリーは、スー・シティ〔アイオワ州の都市〕で起きた航空機事故（映画『フィアレス 恐怖の向こう側』のもととなった）に遭遇していた。デンバーからシカゴに向かう途中、この飛行機は爆風でエンジンの一部を失った。機体は傾き、急角度で下降し、きりもみ飛行へと突入するところだった。しかし、パイロットのアル・ヘインズは、見事に機体の傾きを抑え、緊急着陸を成功させた。墜落の衝撃で、機体は大破した。燃えている機体の破片が、周囲のトウモロコシ畑に散乱した。この劇的な出来事は、当時非常に有名になったアマチュア・カメラマンによって一部始終が撮影された。ケリーは、つぶれた機体に閉じ込められていたものの、わずかに漏れる光を頼りに、ねじれた金属片とワイヤーの迷路を這うようにして進み、脱出に成功した。

私とのセッションで、ケリーはゆっくりと徐々に事故の恐ろしさを再認識していった。墜落した瞬間を思い出すと、ケリーはそのとき、父親と祖父の叫び声を聞いたことを思い出した。「止まるな！ すぐ行け！ 光をめざせ！ 火だるまになる前に逃げろ！」。ケリーはその声に従った。じつは、ケリーの父と祖父は、それぞれ別の飛行機事故から生還していた。二人とも、機体が墜落するとすぐに残骸から離れ、かろうじて死を免れたのである。

もしかしたら、ケリーは父や祖父の体験談を聞いたことがあり、飛行機が墜落したときにどうすればいいのか、彼らの体験談からわかっていたのかもしれない。しかし、それ以外の点についてはどうだろうか。たしかに飛行機の墜落事故は世界の各地で起きており、メディアでも報道される。また、その際には一度に何百もの人命が危険にさらされる。しかし、一般的に、家族が一人でも墜落事故に遭ったことがある人は多くない。ましてや三人などは論外である。さらに、事故の性質も考慮する必要がある。自動車事故は、ほんの一瞬の気のゆるみや不注意で起きることもある（とはいえ、事故を起こしてしまった本人を責めるわけにもいかないが）。しかし、飛行機はどうだろうか。パイロットの一瞬の不注意で、飛行機は墜落するだろうか。それはほとんどありえないことだ。

私は、クライアントや友人から同じような話を何度か聞いたことがある。何世代にもわたって同様の出来事が体験されることがあり、その偶然の一致には驚かされる。このような偶然の一致は、少なくとも部分的には、子どもが家族の神話やパターンによって形成されたものに影響を受けていたとすることも可能だ。しかし、このような大規模な災害に大勢の人々が巻き込まれた場合、説明のつかないこともある。これ以上のコメントはロッド・サーリング〔ドラマ『トワイライト・ゾーン』の監督〕に譲るとして、トラウマ性ショックのパターンがどこまで世代や地域を超えて広がっているのかを考えずにはいられない。

トラウマの再演のもう一つの不思議な例は、ジェシカの物語にみることができる。二歳のとき、彼女は初めて飛行機事故に遭遇した。ジェシカの父親は、ジェシカを乗せて小型機を操縦していた。

そして、その飛行機は木の上に不時着し、ジェシカは父親に抱きかかえられて木から降りたのだ。それから二五年後、ジェシカは自宅から九〇〇マイル〔約一四五〇キロメートル〕離れた場所で、ボーイフレンドと一緒に飛行していたとき、吹雪の中で方向感覚を失い、木の上に墜落した。その木は、彼女が二歳のときに墜落したのと同じ丘の反対側にあることが判明した！　私たちのセッションで、彼女は複雑で困難な子ども時代に体験した、多くの深い感情や反応を解決した。このことは、彼女がもう事故を起こす必要がないということを意味するのだろうか。それとも、同じ丘の上に二回も墜落したことは、単なる偶然なのか。それは、私にはわからないし、これからもわからないと思う。これがトラウマの謎なのだ。

私たちの心が天国と地獄の両方と結びついているのは、私たちが自由であり続けるためなのだ。

——エマニュエル・スウェーデンボルグ

第14章　変容

トラウマを抱えた人にとって、生命力あふれる自発的な人生への旅は、単に症状を緩和するだけでなく、変容を意味する。トラウマの再交渉に成功すると、私たちの存在に根本的な変化が起こる。変容とは、何かをその正反対のものとの関係において変化させるプロセスである。トラウマのある状態と平和な状態の間の変化では、神経系、感情、フェルトセンスを通して体験される知覚に根本的な変化が生じる。神経系は不動と流動の間で揺れ動き、感情は恐怖と勇気の間で揺れ動き、知覚は収縮と受容の間で変化する。

変容によって、神経系は自己調整能力を取り戻す。私たちの感情は、私たちを落ち込ませるのではなく、むしろ引き上げてくれるようになるのである。感情は、空高く舞い上がるような爽快な力となり、世界の中での自分の居場所をより完全に把握することができるようになる。自分はここにいてよい、ここが自分の場所なのだと実感できるのだ。私たちの知覚は、色眼鏡でみることをやめ、ありのままを受け入れ、受容し、拡大する。私たちは、人生の経験から学ぶことができるのである。無理に他者を許そうと努力する必要がなくなり、誰も悪くないのだと、ただ受け入れることができるようになる。私たちは、しばしば自己肯定感を高めると同時に、より柔軟で、自発的に行動できるようになる。この新しい自己肯定感によって、私たちはリラックスし、楽しみ、人生をより豊かに生きられるようになる。私たちは、人生の情熱的で恍惚とした次元と、より調和できるようになるのである。

これは、私たちの存在の最も基本的なレベルに影響を与える、深遠な変容である。もはや私たちは、恐怖という眼ざしでもってこの世界を眺めることはない。この地球は危険な場所かもしれないが、私たちはもう、過覚醒を引き起こす絶え間ない恐怖に悩まされることはないのである。私たちは、勇気と信頼をもって、人生に立ち向かうことができるようになる。生きていれば悪いことが起こるかもしれないが、それを乗り越えることができるのもわかる。不安ではなく、信頼が、すべての経験を生み出すフィールドを形成する。かつては、トラウマが私たちの人生を席巻し、ありとあらゆる側面に疲弊をもたらした。それが、今度は、この信頼感が私たちの人生の隅々にまで波及していくのである。冒険家であり作家でもあるティム・カーヒルは、「ぼくは自身の霊魂を救済するために、命を賭けた」と表現した。[8] トラウマを被った際に、私たちはすでに命を危険にさらしているが、魂の救済という賜物を得るのはまだ先なのである。

トラウマの二つの顔

トウモロコシ畑には、飛行機が墜落したことを示す黒い痕跡が見え、燃え盛る機体の破片が散乱している。ピーター・ウィアー監督の異色作『フィアレス 恐怖の向こう側』のドラマチックな冒頭シーンでは、ジェフ・ブリッジス演じるマックス・クラインが民間航空会社の墜落事故から生還する。彼は、片方の腕に赤ん坊を抱き、もう片方の手で一〇歳の子どもの手を取りながら、広大なトウモロコシ畑をよろめきながら歩いている。救急隊員や消防士が走り回る中、マックスは、事故に巻き込まれたことを誰にも知らせず、自分でタクシーを拾い、モーテルに泊まる。マックスは不気味なほど無感覚なまま、シャワーを浴びる。シャワーの湯に身を任せながら、自分の身体がまだあることを確認するために、身体をまさぐる。そして、脇腹に深い傷があることを発見し、彼は驚く。翌朝、事故前は飛行機恐怖症だったマックスは、帰りは飛行機ではなく電車を利用してはどうかという提案を断り、不敵にも帰路のフライトをファーストクラスへアップグレードすることを選ぶのだった。

家に帰ると、マックスは日常生活というありふれた現実に興味を示さなくなる。家族からも物質的な世界からも遠ざかり、やがて生き残った仲間であるロージー・ペレス演じる女性とのめくるめくロマンスに身を投じていく。彼は完全に変わり、もはや死を恐れていなかった。人々の命を救ったマックスは、英雄として崇拝され、完全に変わったように見えた。しかし、本当に彼は変わったのだろうか？

このじつに示唆に富んだ映画では、トラウマの二面性が描かれている。マックスの人生は、死に直面した彼の英雄的な行動によって、大きく変わった。しかし、彼は二つの異なる、矛盾した形で変化している。一方では、日常を超越し、拡大し輝かしく情熱的な存在になったかのようにみえる。その一方で、彼は収縮し、もはや通常の生活に耐えることも、普通の感覚を体験することもできなくなっている。彼はますます締め付けられるようなスパイラルに巻き込まれ、文字どおり生命を脅かすトラウマの再演に突き進む。新しい恋人を癒そうとするあまり、彼は二人の命を危険にさらすことになってしまう。最終的に、マックスは恋人の思いやりあふれる愛によって、「救世主」になったという妄想から抜け出し、自分自身の恐怖と、本当は助かりたいという強烈な願望に対峙できるようになる。

すべてのトラウマは、真実の変容のための機会を提供する。トラウマは、精神、身体、魂の拡張と収縮を増幅させ、呼び覚ます。トラウマが、残酷で懲罰的なメデューサのように私たちを石に変えてしまうか、それとも、広大な未知の道を案内してくれる霊的な師になるかを決めるのは、トラウマとなった出来事に対する私たちの反応なのである。ギリシャ神話では、殺されたメデューサの身体から流れ出た血は、二つの瓶に収められる。そして、一つは殺す力、もう一つは復活させる力を持っている。トラウマは、放っておくと、私たちの人生から活力を奪い、破壊する力を持っている。しかし、私たちはトラウマを、力強い自己再生と変容のために使うこともできるのである。トラウマは、解放されたとき、より大いなるものからの祝福となるのだ。

天国、地獄、そして癒し――中間地点

大道を行くことは、選り好みをしない者には難しくない。しかしたとえどんな小さなことでも好き嫌いが出てしまうと、天国と地獄は永遠に交わることがなくなる。

――新星明《シン・シン・ミン》(三世紀のフォレスト・ガンプ)

映画『フィアレス』では、マックスは締め付けるようなエネルギーの渦に巻き込まれ、天国のような歓喜と地獄のような悪夢の間を行ったり来たりすることになった。この天国と地獄というきわどい両極の間を行き来することで、トラウマの変容に不可欠なリズムが生まれる。最後に、マックスは、救われたいという自らの欲求に身をゆだねることで、死の扉の入り口に向かう。彼は幸運にも、文字どおり、命を失ったり、正気を失ったりすることなくトラウマを変容させることができた。しかし、トラウマの変容には、より穏やかで確実な方法がある。

ソマティック・エクスペリエンシング®は、その方法の一つである。「天国」と「地獄」の間にある溝を少しずつ埋めていき、二つの極性を一体化させることができるのだ。生理学的には、天国は「拡大」、地獄は「収縮」である。この二つが徐々に一体化することで、トラウマは穏やかに癒されていく。

有機体は、トラウマの影響を癒すための絶妙なプロセスを進化させてきた。このプロセスには、拡大と収縮の両極をつなぎ、統合し、変容する能力が含まれている。これらの極性を段階的に統合

していけば、トラウマを安全に癒すことができる。身体的な外傷に対処する場合、医師は、患者の身体が治癒するのをサポートする。たとえば、傷口を洗浄したり、包帯やギプスで保護したりするなど、手当てを行う。ギプスが、折れた骨をつなげるのではない。ギプスは、骨が自ら叡智に満ちた治癒プロセスを開始し、完了できるよう、物理的な支持構造を提供するのである。同様に、拡大と収縮という精神的な両極を統合する際に、フェルトセンスは、驚異的な変容が引き起こされるように、秩序だったサポートを提供してくれる。

流れに任せる——再交渉

内に、外に、すべてのものは流れている。すべてのものには潮流があり、すべてのものは上昇し、下降する。万物は振り子の揺れを持つ。右への揺れ幅は、左への揺れ幅と同じだ。そして、それがリズムを作り出す。

——キバリオン〔古代エジプト神秘学派による書〕

私たちの人生は、小川のようなものである。私たちの体験の流れは、正流、乱流、統合を周期的に繰り返しながら、時間の中を流れている。私たちの身体は小川の土手であり、私たちの生命エネルギーを保ち、土手の中を自由に流れるようにしながら、その境界を守っている。私たちが内なる動きや変化の感覚を安全に体験できるのは、この土手の保護層があるからである。フロイトは一九一四年、トラウマを「……圧倒的な無力感をもたらす刺激に対する防護壁の破れ」と定義した。[9] 小川の喩えを用いると、衝撃トラウマは、私たちの経験を保護するコンテナー（土手）を破壊する外的な力としてみることができる。この破断は、乱流の渦を作り出す。破断によって、生命エネルギーが爆発的に押し出され、トラウマの渦ができる。この渦は、私たちの生命の流れである正常な体験の土手の外に存在する（図2）。トラウマを抱えた人は、一般的にはトラウマの渦に吸い込まれるか、破断（トラウマ）の生じた領域から距離を置いて、トラウマの発生を完全に回避する。

トラウマの渦に巻き込まれると、トラウマが再演され、追体験されるため、感情が洪水のようにあふれてしまったり、再トラウマ化してしまったりする可能性が出てくる。トラウマの渦を避けるために、私たちは抑圧され、恐怖症を発症する。自分の内にあるものでも、外にあるものでも、あるがままでありながら、完全である状態を深く味わうことができなくなってしまう。この分裂した渦は、私たちの生命エネルギーの多くを吸い取り、本流の力を弱めてしまう。

自然は、ありがたいことに、トラウマの渦の力を均衡にするために、癒しの渦という逆向きの渦を即座に作り出す。このバランスをとる力は、即座にトラウマの渦の反対方向に回転しはじめる。この新しい渦は、本流体験の「内部」に存在する（図3）。

この癒しの渦ができたことで、私たちの選択肢は、トラウマを追体験するか、トラウマを避けるかのどちらかに限定されなくなる。私が「再交渉」と呼んでいる第三の選択肢が生まれるのである。トラウマの再交渉では、癒しの渦とトラウマの渦の周辺を回りながら、徐々にその中心に向かっていくことで、壊れた土手を修復しはじめる。私たちはまず、この二つの相反する力が生み出すぐらぐらとした振動に乗り、両者の間の乱流を体験する。そして、ゆっくりとリズミカルに、8の字を

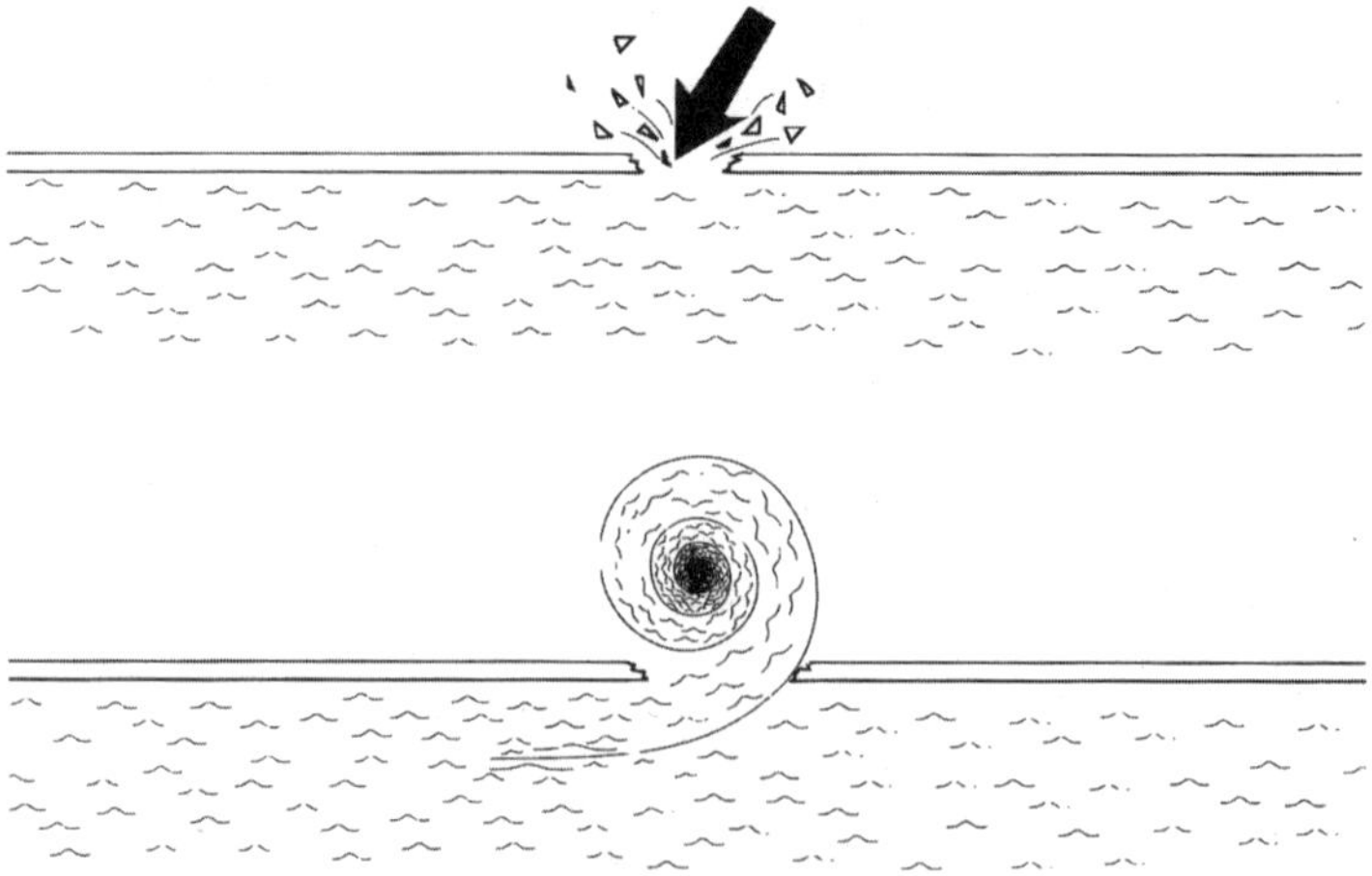

図 2　刺激に対する防護壁の破断
トラウマの渦の形成

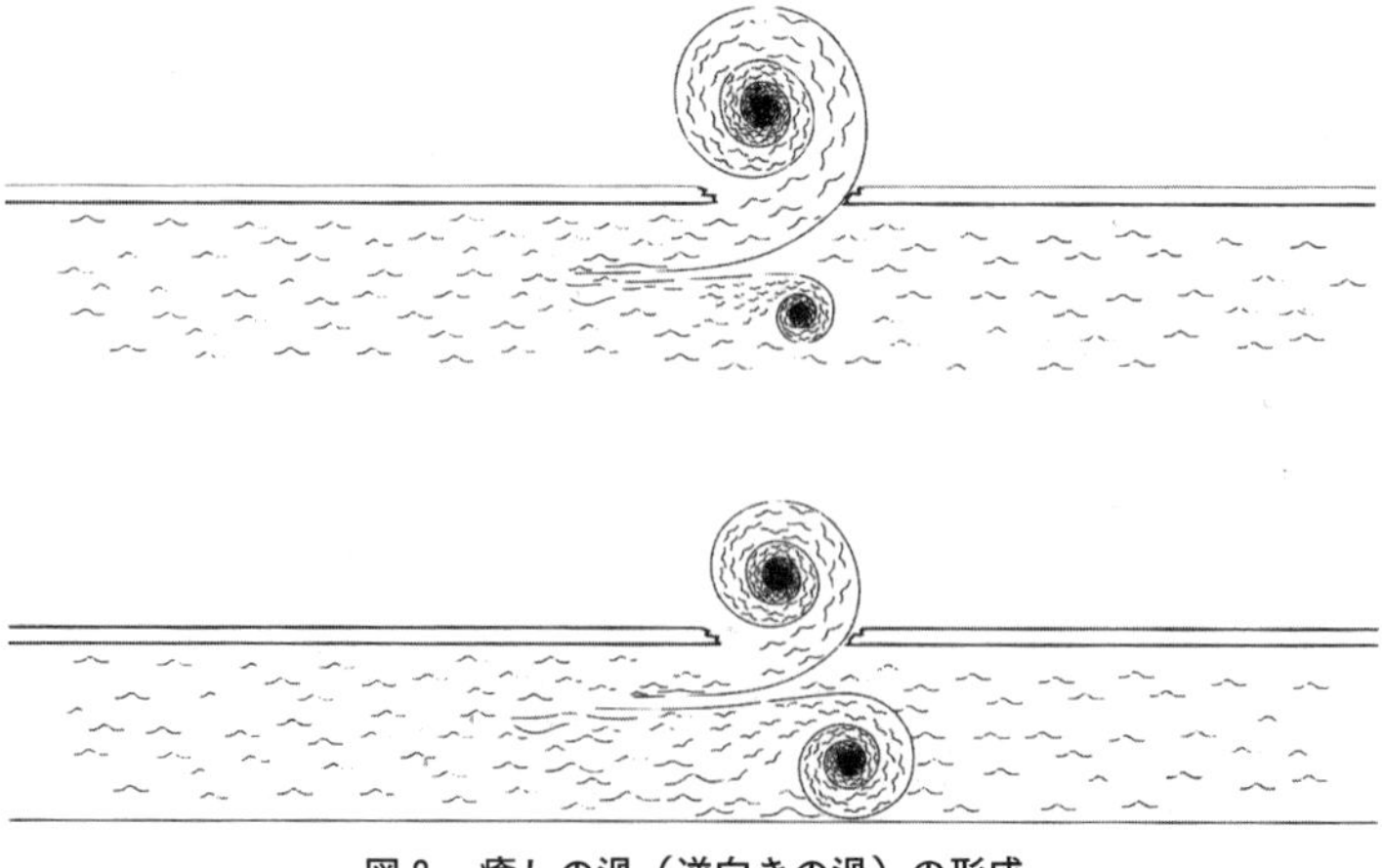

図 3　癒しの渦（逆向きの渦）の形成

描くように、一方から他方へと移動していく。癒しの渦から始めることで、トラウマの渦をうまく切り抜けるために必要なサポートやリソースを手に入れることができる。これらの渦の間を移動することで、まるで解き放たれるかのように、その核心にある固く結ばれたエネルギーを解放する。渦の中心に向かって移動すると、エネルギーが解放され、渦は分裂し、溶け合い、本流に統合されるのだ。これが再交渉である（図4）。

マーガレット

マーガレットは、私のクライアントの中でも、フェルトセンスとの自然なつながりを十分に持つことができる女性だった。彼女は、一度始まった癒しのプロセスを検閲したり妨害したりすることはなかった。彼女は中年の医師で、首の痛みや下腹部の痙攣などの症状が何年も繰り返され、精密検査を繰り返

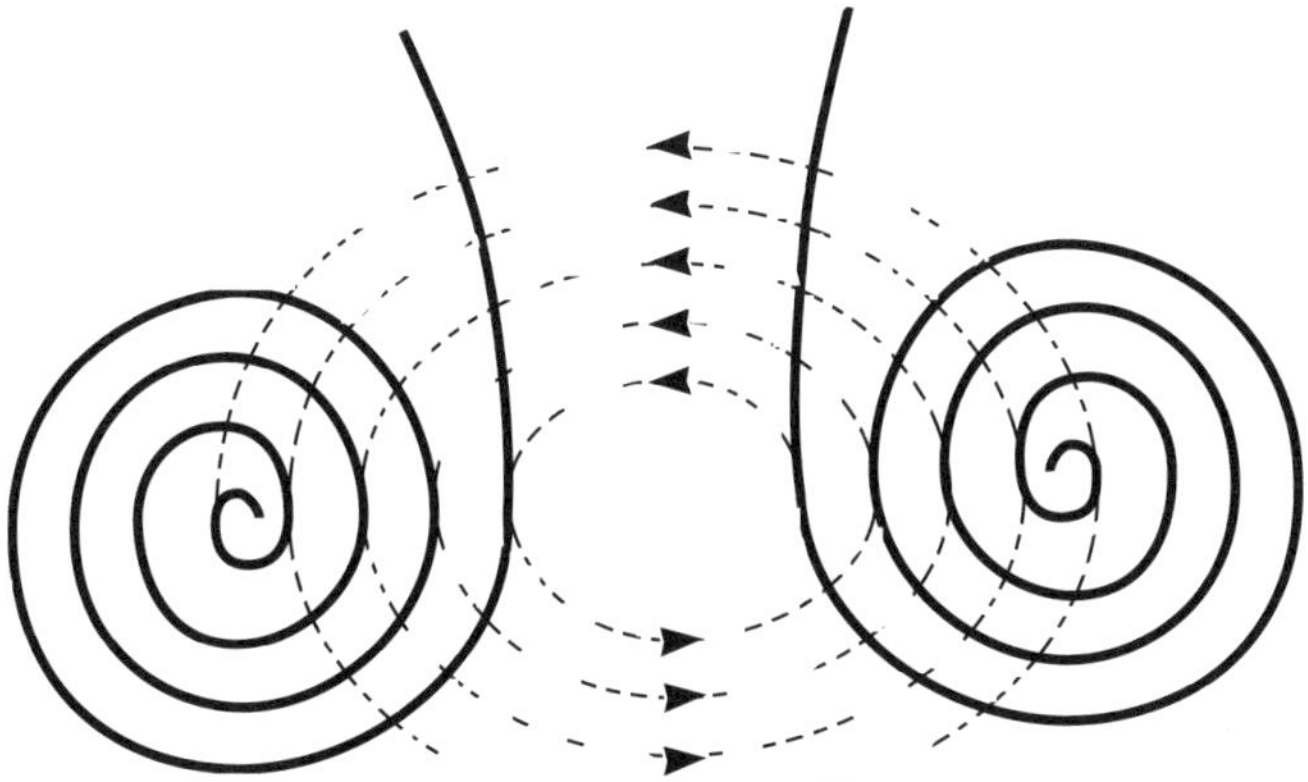

図4　トラウマと癒しの渦の間の「再交渉」
第三の選択肢

し受け、さまざまな治療を試みたが、ことごとく失敗した。誰も原因を突き止めることができなかった。

SE™セッションが始まると、マーガレットは首に非対称な緊張を感じていると私に告げた。私は、その感覚を観察するよう彼女に勧めた。彼女がその緊張に意識を集中すると、彼女の頭は左へ微妙に回転する動きを始めた。定位反応である。数分後、彼女の脚は穏やかに震えはじめた。エネルギーの放出が起きている。彼女はその解放に喜びを感じたが、突然、男の顔のイメージが出てきて驚かされた。不快な身体感覚と感情の波を経て、別のイメージが展開されはじめた。マーガレットは、五歳のとき、男に木に縛られ、服をはぎ取られ、叩かれ、性器に棒を押し込まれたことを思い出した。マーガレットは再び感情のうねりの中を動き回ったが、身体的な感覚とのつながりは保たれていた。次に、彼女はかき集めた落ち葉のベッドの上に横たわっていた。彼女は興奮しながらも、穏やかな気持ちでいた。

突然、マーガレットの目の前に男の顔の鮮明で詳細なイメージが浮かんだ。赤く、歪んでいる。額からは玉のような汗が滴り落ちている。そして、彼女はまた同じ呼吸を保ち、地面の落ち葉を描写する。彼女のまわりには落ち葉がいっぱいある。彼女は、落ち葉の上で楽しくはしゃいでおり、さわやかな感覚を覚えたと報告した。彼女は喜んでいた。次のイメージでは、彼女は再び木に縛られていた。男のズボンのチャックは開いており、ペニスが露出していた。彼はナイフでウサギを切り裂き、「もしこのことを誰かに話したら、お前を殺す」と怒鳴った。彼女は頭の中がおかしくなるような感覚を覚えた。次に、彼女は祖母の腕の中にいて、何が起こったかを祖母に話していた。

セッションを受けているマーガレットの目からは涙があふれ、深い安らぎを感じると報告した。次のシーンでは、また落ち葉の山に転がっている。彼女は笑いながら、両腕で胸を抱えるようにして左右に転げ回っている。マーガレットが経験した首の緊張は、このセッションのあと、消えてしまった。私たちはさらに数回一緒にワークを行い、彼女は腹部の症状を解消することができた。最も重要なのは、彼女が新しい症状と呼ぶものが、彼女のもとに訪れたことだ。それは、生きることの喜びだった。

何が本当に起こったのか？

マーガレットの場合、医学的証拠や警察の関与を含む第三者による事件報告書があり、彼女の話が基本的に正しいことはすでに裏づけられている。しかし、驚くべき事実としては、私は、何千人ものクライアントのフェルトセンスのトラッキングを支援してきた経験から、マーガレットの話が完全に正確か、完全なる想像かは、彼女のトラウマ症状を癒すという点ではまったく問題ではないと確信をもっていうことができる、ということだ。

マーガレットがトラウマ症状を乗り越えたのは、過去に戻り、子どものころに経験したことを文字どおりに「追体験」したからだろうか。それとも、大人になってから、治癒のプロセスをサポートするために、彼女の有機体が、時間と空間のばらばらな地点から、いくつかの異なる出来事の断片を創造的に呼び起こしたのだろうか？　もし、子どものころの体験をそのまま記憶していたとしたら、犯人の男は、彼女の縄をほどいて葉っぱの中でしばらく遊ばせ、それからまた木に縛りつけるということを二回繰り返したに違いない。もちろん、それもありうる。しかし、そのような状況で本当に彼女ははしゃぐことができたのだろうか？　そんなことはないだろう。むしろ、別のときに落ち葉で遊んだことがあり、そのイメージを癒しの渦を強めるためのリソースとして持ち込んだ可能性が高い。

性器をぶら下げた男がウサギを切り裂き、彼女に向かって叫んでいる姿はどうだろうか。これは本当にあった出来事だろうか。もしそうなら、男はどこでウサギを手に入れたのだろうか。繰り返しになるが、この証言が正確である可能性はある。しかし、それ以外にもいくつかの解釈が可能である。

その男は彼女に、ウサギのように切り刻むぞ、と言ったのかもしれない。あるいは、あるとき、ウサギが切り裂かれるのを見たり、本で読んだりして怖くなり、そのことを記憶していたのかもしれない。彼女の感覚の記憶から、自分の気持ちの隠喩としてこのイメージを表現したのかもしれない。そのイメージはたしかに、幼い子どもがそのような状況で体験したであろう恐怖感を伝えている。

大人になったマーガレットは、私とのセッションの中で、自分の有機体の創造的な流れに従うことができた。私たちにとってたしかなことは、この一点に尽きる。彼女の意識は、幼いころに体験した恐怖を呼び起こすイメージ（トラウマの渦）と、自分を拡大し癒してくれるイメージ（癒しの渦）の間を行き来した。マーガレットは、これらのイメージに付随する感覚に触れることで、これらの渦の間でリズミカルな脈動を体験し、トラウマ反応を放出し、自身を癒しながら新しい現実を作り出すことを可能にした。マーガレットは、フェルトセンスという言語を通して、この恐ろしい出来事ののち、何十年も首と腹部に残っていた恐怖を再交渉することができた。この癒しは、癒しの渦とトラウマの渦の間に秘められた変容を引き起こす力によって作り出されたものだった。

フェルトセンスを学ぶ前、ほとんどの人は、癒しの渦の出現と、それに伴うポジティブな感覚に対して、それを抑圧したり無視したりして、避けるように反応してしまう。恐ろしいイメージに執着していると、癒しのイメージは不愉快なものになることがある。起こったことの「記憶」を、もっと詳細に取り戻そうとするあまり、神経系が切実に求めている拡張を抑制し、トラウマの渦の中に真っ向から突っ込んでいってしまうのである。マーガレットの癒しの秘訣は、これをしなかったことである。落ち葉のイメージが浮かんだとき、彼女はそのイメージに関連する感情を十分、かつ完全に受け入れて、木に縛られて恐怖を感じたという恐ろしい感情から離れた。癒しの渦を意味する落ち葉によって、彼女は自分のトラウマの最も深い部分に、圧倒されることなく向き合うことができたのだ。その結果、彼女はより統合された、柔軟な存在へと変貌を遂げたのである。

再交渉と再演

木星の探査機ガリレオは、木星到着の約五か月前に母船から切り離される。この探査機には航行システムも推進システムもないので、正確に探査機を軌道に載せなければならない。

探査機は、ロサンゼルスからワシントンまで九〇秒で移動してしまうほどの猛スピードで木星に向かって急降下するため、少しでも軌道をそれると、木星の大気圏を突き抜けて宇宙へ飛び出してしまう。逆に、もし木星の大気圏に長時間とどまれば、燃え尽きてしまう。

――『インターナショナル・ヘラルド・トリビューン』
一九八九年一〇月一二日付科学欄、キャシー・ソイヤー記者

トラウマの変容は、トラウマを抱えた人が機械的に儀式を行って、のん気に座って待っていれば結果が出るようなものではない。何でも治してくれる魔法の薬はないのである。変容には、自分が何者であるかという基本的な信念に挑戦する意志が必要である。自分では理解できないような反応や感覚が起こっても、それを信頼し、原始的な自然法則と調和して流れていく自分を体験し、一見矛盾しているようにみえる知覚のバランスをとろうとする意志を持たなければならない。トラウマを抱えた人が健康体に戻るには、あらゆる種類の信念や先入観を手放す必要がある。また、手放す作業も、決してすべて一度に起こることではないことを忘れないでほしい。

次の図（図5）は、トラウマとなる出来事に入り込むプロセスを描いたものである。比喩として、空中で一回転するジェットコースターに乗っている様子を用いた。トラウマの再演では、私たちはこのループの中に入り、身体が逆さまになりはじめると、全身に力を入れ、身体を固くしてレバーにしがみつく。遠心力という物理法則があるので、落ちて死傷することはないのだが、私たちはそのことを知らない。トラウマを再演することで、恐怖や、それを乗り越えた爽快感を味わうことが

できるかもしれない。また、大きな恐怖に立ち向かったときの安堵感やスリルに、むしろ病みつきになることもあるだろう。しかし、本当の意味での癒しを学ぶことはできない。

一方、再交渉では、これらの法則や力を徐々に理解することで、それらを信頼し、身をゆだねることができるようになる。緊張や恐怖を感じることなく、興奮を味わうことができるのである。そして、本当の意味での「熟達」を手に入れることができるのである。

ソマティック・エクスペリエンシング®では、有機体の自然の回復法則を体験する方法を学ぶことを中心に、再交渉が展開される。第9章で扱ったマリウスも、本章で述べたマーガレットも、トラウマの渦と癒しの渦を行き来する中で、自分の本物の感覚を体験した。自然の法則に身をゆだねることで、彼らは熟達の境地に至った。彼らが習得した力は、癒しの渦とトラウマの渦の間を移動するときに起きる遠心力を使いこなす能力である。

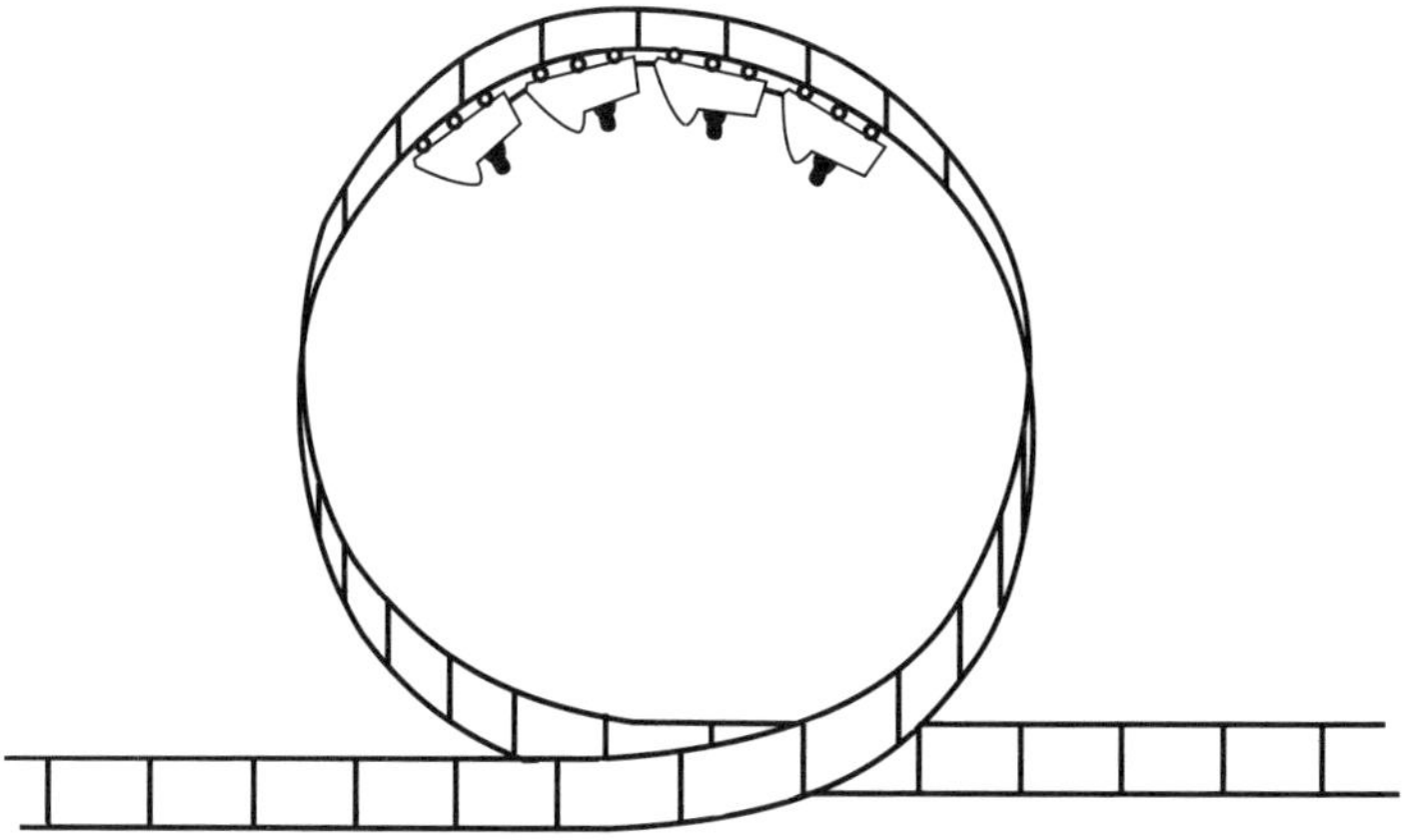

図5　変容の力を使いこなす

トラウマを抱えた人たちは、まずトラウマのエネルギーの影響を受けて、ガタガタと揺れる状態を体験し、そこを抜けて癒しの渦に入り、またトラウマの渦へと戻り、二つの渦の間をリズミカルに行き来する。これができると、次第に、ブラックホールに吸い込まれて燃え尽きることも、宇宙空間に飛ばされることもないと確信するようになっていく。

マリウスもマーガレットも、自分のトラウマ体験を再演することで、生きているという実感を束の間、味わうことができたかもしれない。しかし、ただトラウマを再演するだけでは、トラウマ的な出来事によって引き起こされる強大な力を使いこなす、新たな生き抜く力を学ぶことはできない。私たちは、ガリレオ探査機のように初期条件を正しく設定し、同調することで、癒しの旅に導いてくれる自然の法則に身をゆだねることができるのである。

トラウマを癒すうえで、概念的に最も深遠で、かつ困難なのは、記憶が果たす役割を理解することである。私たちの多くは、トラウマを癒すためには、過去の恐ろしい記憶を掘り起こさなければならないと思い込んでいるが、これは誤りであり、過去を掘り起こしてもできることはたかが知れている。私たちは、トラウマを受けたことで傷つき、崩壊し、苦悩し、恥辱にまみれ、不幸だと感じている。そのため、不幸の原因を探し、トラウマ体験の詳細がわかれば、苦痛がやわらぐのではないかと期待する。

しかし、ある出来事についてそれなりに正確な「記憶」を掘り起こすことができたとしても、それが私たちを癒してくれるわけではない。それどころか、この不必要な行為によって、トラウマの再演が起き、再びトラウマの渦に吸い込まれていくことになる。記憶を呼び覚ますことで、さらに痛みや苦痛が増し、凍りついたように動けなくなることもある。そして、さらなる苦悩を説明するために、他の出来事の「記憶」を探さざるを得なくなり、悪循環がエスカレートしていくのである。では、そもそも「記憶」とは、どのようなものなのだろうか。

トラウマに関連する記憶には二種類ある。一つは、ビデオカメラのように、出来事を時系列で記録していくものである。これは「顕在記憶」と呼ばれ、意識的なものでもある。たとえば、昨夜のパーティーで何をしたかといった情報を記憶することである。もう一つは、有機体が重要な出来事の体験を整理するために組織化したもので、たとえば、自転車の乗り方の手順などである。このタイプの記憶は「潜在記憶」と呼ばれ、手続き記憶ともいわれるものであり、無意識のうちに記憶される。潜在記憶とは、私たちが考えるひまもなく、気づいたら身体のほうが動いているようなものを意味する。

多くの場合、トラウマを抱えた人の記憶は、一見すると具体的なイメージだが、手放すのが最も困難なものでもある。特に、カタルシスやトラウマ的出来事の感情的追体験を回復の万能薬とする心理療法を用いて、トラウマ体験を乗り越えようとしたことがある場合、その傾向は顕著である。カタルシスは、記憶を絶対的な真実として強化し、意図しないにもかかわらず、トラウマの渦を強化する。記憶についての誤った理解は、変容のプロセスを妨げる誤解の一つである。

記憶とは何か

脳の機能は、過去から選択し、過去を縮小し、単純化することであって、保存することではない。

――アンリ・ベルクソン『思想と動くもの』

ベルクソンは、「脳の機能は過去を保存することではない」と主張し、時代をはるかに先取りした。多くの理論家は、『覚えているから何が起こったかわかる』という考えは、経験のさまざまな要素から意味を作り出したいと願う人間の必要性によって生み出された幻想である」と主張する。イスラエル・ローゼンフィールドは、著書『記憶とは何か』〔講談社、一九九三年〕の中で、意識体験の領域を徹底的に調査し、多くの驚くべき結論を導いている。特に、私たちが通常考えている記憶という概念は、不適切であり誤解を招く可能性があるという。「私たちが頼りにしているのは固定されたイメージではなく、過去を現在にふさわしい方法で作り直した再演、つまり想像なのだ」とローゼンフィールドは述べる。免疫学の研究でノーベル賞を受賞したジェラルド・エーデルマンは、これらの現象を「記憶された現在」と呼んでいる。アクター・アーセンは、著書『心象心理学の基本概念（*Basic Concepts in Eidetic Psychotherapy*）』の中で、創造性と固定記憶は相反することを明らかにしている。[10]

記憶は、一連の出来事を直線的に記録するものではなく、むしろMr.ポテトヘッド〔顔のいろいろなパーツをジャガイモに刺すと、人の顔ができあがるおもちゃ〕で遊ぶようなものである。そのときの気分によって、色、イメージ、音、匂い、解釈、反応など、同じような活性化や感情のトーンを持つものを選択し、さまざまな組み合わせを用いて、記憶と呼ぶものを作り出す。生き残りに関わることだが、記憶とは特殊な知覚であり、ある出来事を正確に刻み込むものではない。この意味で、記憶とは、有機体が体験のゲシュタルト、つまり、自分の体験に何らかの意味を見出し、全体性を作り出して納得するプロセスなのである。このゲシュタルトは、実際の出来事を忠実に表現することもあれば、複数の異なる出来事から得られた無関係なデータからなるモザイクのようなものであることもある。このため、同じ出来事でも、目撃者の証言が驚くほど異なることがあるのだ。

脳と記憶

一〇〇年以上前から、科学者たちは、脳がさまざまな感覚を司る領域に分かれていることを実証してきた。脳には、視覚、聴覚、嗅覚、味覚、皮膚感覚など、さまざまな感覚を司る領域がある。かつては、脳には、人が体験した出来事を完全に記録する記憶の領域があるはずだという考えが主流だった。この仮説を支持するものと支持しない実験結果がある。両方をあげてみよう。

ペンフィールドのてんかん患者に対する実験

私たちの脳には固定された記憶の痕跡があるという通説の多くは、カナダの著名な神経外科医、ワイルダー・ペンフィールドの研究に深く影響を受けている。一九三〇年代に行われた古典的な実験で、ペンフィールドは、てんかんに苦しむ何百人もの成人の脳に対し、被検者が意識を保っている状態で電気による低レベル刺激を与えて、その機能を探った（この実験については、『脳と心の神秘』で報告されている）[11]。ペンフィールドは、てんかん発作をなくすために、外科的に除去できる脳の領域があるかどうかを知りたかったのである。その部位が重要な機能に関与していない場合は除去できるというわけだ。ペンフィールドはこう報告した。「突然、被検者が、過去の流れの中で自分の頭の中にあったすべてのことに気がつく。かつての意識（記憶）が再び流れてくるのだ……ときには、そのとき見ていたものすべてに気づくこともある……電極を外すと止まる……この電気的回想は完全に無作為である……ほとんどの場合、出来事は些末なことだった」。この実験によりペンフィールドは、脳の中に、永久的な記憶を刻み付ける部位が存在することを発見したと結論づけ、彼に続く科学者もまたそう論じた。さらについ最近まで、他の科学者たちも同様に考えていた。しかし、ペンフィールドのメモを見ると、フラッシュバックのほとんどは、記憶というより夢のようなものであったことがわかる。患者はしばしば、「夢を見続けていた……」「何かがずっと見えていた……」「何かを夢見ていた……」などと報告した。さらに、ペンフィールドが調査した五〇〇人以上の患者のうち、何らかの記憶の想起体験をしたと報告したのはわずか四〇人（八％未満）であった。

ラシュレーのラットの実験

ペンフィールドの外科的観察とは別の視点から、同時期に、実験心理学者のカール・ラシュレーも、記憶の痕跡を伝える脳の部位を発見しようと試みていた。ラシュレーは、ラットに迷路を歩かせ、そのあとに脳の一部を切り取って、また迷路に投入するという実験を行った（今では、非人道的といわれてしまうだろうが）。大脳新皮質が切り取られたあとでも、ラットは迷路を通り抜けて出口を見つけることができた。ラシュレーが驚いたのは、ラットの脳が残り少なくなり、何もできなくなるまで、迷路の記憶が残っていたことだ。ラシュレーは三〇年近くかけて、脳の中の記憶のありかを探した。しかし、それを見つけることはできなかった。

今までに、何億ドルもの資金が投入され、科学界で最も優秀な頭脳を持つ人たちが懸命の努力を続けたのにもかかわらず、脳内に記憶を保っておく特定の場所があるという証拠はこれまでほとんど見つかっていない。この驚くべき事実は、記憶の本質をめぐるさまざまな憶測を呼んでいる。その後、エーデルマン、ローゼンフィールド、アーセンらが主導した画期的な研究により、記憶に対する別の見方が生まれた。記憶は正確な記録装置ではない、という考え方は、私たちのこれまでの概念を完全にひっくり返すものだ。トラウマの記憶を掘り起こしたいと願う人たちは、永遠に止まらない回し車の上にいるようなものだ。細切れの記憶をつなぎ合わせて、自分の身に起こったことを首尾一貫した映画にまとめようとしてもうまくいかない。しかし、こうした記憶に関する新たな知見が、トラウマを抱えた人々に、光明をもたらすのだ。

しかし、それはとてもリアルに感じられる！

もし、記憶が文字どおりの記録でないとしたら、なぜ、強い覚醒状態のときに作られるイメージは、リアルにみえるのだろうか。最近の研究では、イメージのリアルさは、そのイメージに関連する覚醒の強さによって強化されることが示唆されている。ペンフィールドと同じモントリオールの外科医ピエール・グロアーは、五〇年後、ペンフィールドが報告した「記憶」は、電極が脳の感覚野と大脳辺縁系を同時に刺激したときにのみ活性化することを発見した。脳の大脳辺縁系は、感情や感覚を司る部分である。グロアーらは、「知覚に対する感情的（情動的）または動機づけの重要性は、（中略）その知覚が意識的に経験または想起されるための前提条件であり、意識的に知覚されるすべての出来事が、たとえわずかであれ、何らかの情動的側面を持つことを意味するのかもしれない」と結論した。つまり、記憶するという体験には、情動が介在することが不可欠であると結論づけたのである。

ウィリアム・グレイは、少年犯罪者の矯正に関わっていたが、少年たちは、彼らの知覚と共に、何らかの情動が動いているときだけ、真の意味で変化することを発見した。そうでない場合は、学んだことを忘れてしまうのである。他の研究者たちも、グロアーとグレイの研究成果を発展させたが、結論はほとんど同じであった。体験したことを記憶するためには、感情や感覚を伴うことが必須条件となる。しかし、そこに圧倒的な覚醒があるとどうなるのだろうか。

生命を脅かすような出来事は覚醒を促す。覚醒が起きると、それに対し、神経系はサバイバルモードに入り、有機体は瞬時に判断を下さなければならなくなる。そのため、現在の状況を総合的に判断する、探求モードに移行する。現在と過去を比較し、現在のジレンマを解決するのに役立ちそうな反応を探す。このとき、記録された記憶は役に立たない。すぐに全体像を把握する必要があるからだ。

これらのイメージは、覚醒、活性化、感情、反応のレベルによって整理されている。私たちの体験のゲシュタルトは、それが発生したときの活性化のレベルによって分類される。これは、図書館のように、本棚が何段にもわたって設置されており、そこに本が並んでいるようなものである。下層階には低いレベルの活性化に関連する本があり、上層階には高いレベルの活性化に関連する本がある。本には、その活性化のレベルやカテゴリーに応じたイメージや反応が収録されていると考えれば、その時々の状況に応じて、私たちが適切な情報をそこから選んでくることができる。即座に対応しなければならないときは、私たちは図書館全体を探すのではなく、特定の活性化のレベルを示す棚にある本をスキャンするのだ。

たとえば、生命を脅かす出来事に対する理想的な適応反応ができた場合には、神経系は活性化や文脈のレベルに応じた、重要なイメージや、実行可能な反応を検索する。そして、それを選択し、それに従って行動する。検索し、選択し、そして行動する。この脅威と覚醒の一連の流れには、能動的な反応が含まれていなければ、凍りついてしまって完了できない。

生命を脅かす出来事に対して、不適応な反応をした場合、事態はそのままでは、決して完了することはない。たとえば、神経系がひたすら適切な反応を探し続けるが、うまくいかない場合である。

重要な情報を見つけられずにいると、怒り、恐怖、無力感といった感情がエスカレートしていく。これはさらなる活性化を促し、重要なイメージの探索を強いる。見つかったイメージはトラウマ的な感情と関連しているため、そのイメージ自体が、プロセスを完了させるための適切な反応を提供することなく、さらなる活性化を引き起こす可能性がある。さらに覚醒が高まると、重要なイメージを探すために、ますます必死になる。その結果、本棚にあるイメージをさらに夢中で探すという、エンドレスな負のスパイラルに陥ってしまうのである。感情がエスカレートするにつれて、私たちは状況に対する適切な反応を見つけることに必死になり、あらゆるイメージや「記憶」を無差別に選択するようになる。選択されたイメージはすべて、高度に覚醒した類似の感情状態に関連するものだが、その瞬間の生き残りに必ずしも役立つものではない。それらは、「トラウマの渦」の燃料となる。

イメージと結びついたあらゆる感情の活性化は、記憶体験を生み出す。人が絶望したとき、たとえ内容が異なっていても、似たような感情のトーンに関連するイメージを選択すると、「記憶」が作られる。この記憶は、しばしば、起こったことの絶対的な真実として認定される。この体験には強い感情が伴うため、トラウマを抱えた人は、それを真実だと思い込んでしまうのである。もしセッション中に、このような強い感情レベルに達してしまったらどうしたらよいだろうか。セラピストによるどんな提案や誘導的な質問も、ほぼ間違いなく、どんどんエスカレートしていく、締め付けるような体験に組み込まれるだろう。そしてその人は、この状態を絶対的な真実として受け入れはじめ、その感情的な真実に執拗にしがみつくようになる。記憶は、相対的な視点と絶対的な視点の両方から理解される必要がある。

ただ一つの真実をかたくなに見つけようとしなければ、私たちは、再交渉を行い、トラウマの渦と癒しの渦の間をリズミカルに行ったり来たりしながら、完全で慈愛に満ちた癒しを自由に体験することができる。マーガレットやマリウスをはじめとする多くの人々がそうであったように、真実であるかは別として、自分なりの「記憶」を作ることを自分に許したとき、私たちは自分自身に癒しの許可を与えることになる。強い感情と結びつけられた、過去にあった出来事の真相については、知り得ないかもしれない。しかし、自分自身の生命力、強さ、生きる力に対する思いやりのある視点を獲得することができるだろう。多くの場合、私たちは、「たぶんこんなことがあったのではないか」というレベルで、過去の出来事を捉えることができる。そこで、こうした記憶が絶対真実であるかのようにしがみつくのをやめて、記憶を広い意味で捉えて、「自分にとってはきっとこういう意味があると感じさせる出来事だったのだろう」という受けとめ方をしてみてはどうだろうか。そうすることで私たちは、過去の曖昧さを、体験の融合として受け入れることができるのだ。

記憶とは、実際に起こったことを一貫して記録したものではないことを忘れないでほしい。記憶とは、体験の要素を首尾一貫した組織的な全体へと組み立てるプロセスなのである。さらに、私たちはしばしば、トラウマとなるような体験の要素を、感情や感覚をやわらげるために、断片的に分けて考える。その結果、トラウマとなった出来事の記憶の断片は、完全に正確である可能性が高い。一般に、トラウマ的な体験の完全な「記憶」は、さまざまな体験の要素をまとめたものである可能性が非常に高い。この「るつぼ」に集められる要素は、実際に体験したこと、あるいは本や新聞を読んだり、話を聞いたり、夢を見たり、映画を見たり、友人、あるいはセラピストと話したりしたときに体験したことに関連している可能性がある。要するに、同じような感情や感覚を持つあらゆる種類の感覚や情報の入力が、「記憶」を生み出すために呼び起こされる可能性がある。有機体にとって、同じようなタイプの覚醒や感情的なインパクトをもたらすものであれば、これらの体験要素はすべて同じであると受け止められるのだ。

フェルトセンスが伝えようとしているのは、「私はこう感じている」ということなのである。しかし、覚醒状態は強烈な検索反応を活性化させるため、覚醒を体験した人は、そのような情報を、覚醒の「原因」、言い換えれば、正しいかどうかは別として、出来事の実際の記憶として解釈する傾向がある。トラウマに伴う感情は非常に激しいため、いわゆる「記憶」は、実際にあったことよりも、なおことさらにリアルなものに思えてしまうのである。また、何らかのグループのメンバーやセラピスト、書籍、その他のマスメディアからの圧力がある場合、感情的な苦痛を経験している人は、苦痛の原因を探し、この種の捏造記憶に陥りやすくなる。このようにして、いわゆる偽りの記憶が作られるのである。

残念ながら、多くのセラピストは、トラウマ、またはその他の症状に働きかけるために、激しい感情解放のテクニックを採用している。まさにこのような感情の押しつけが、高覚醒の状態を活性化させるのである。そうすると、その活性化の強さの程度に応じて、あたかも本物の記憶であると認識されるような、強力な体験的コラージュが出現するのである。記憶が客観的に正確であるかどうかは重要ではない。重要なのは、関連する活性化がエスカレートするか、解放されるかである。

神経系に閉じ込められた未解放の活性化のエネルギーは、放出されなければならない。この変容は、記憶とは関係ない。生存本能を完了させるプロセスと関係があるのだ。

記憶が現実を連続的に記録しているわけではない、という考えを受け入れたがらない人がいる。それはたしかに不愉快な考えである。自分がどこにいたのか、何をしたのかという記憶は、自分が何者であるかということを意識的にも無意識的にも理解することに大きく寄与している。記憶は、たとえ意識的に認識されていなくても、多くの人は、記憶を自分のアイデンティティの基礎となる宝物として大切にしている。

しかし、記憶は情報、イメージ、反応の寄せ集めであるということを受け入れることができると、私たちは自由への扉を開くことになる。文字どおり、出来事をそっくりそのまま記録した固定記憶は、しばしば私たちを制限し、閉じ込めてしまう。ある意味で、記憶の具体的なバージョンに強くとらわれているとき、私たちはその記憶に対して、いつもしてきたことをするように縛られてしまうのである。未解決のトラウマは、私たちに以前行ったことを繰り返すように強いるというジレンマがあるのだ。新しい創造的な可能性の構築方法は、簡単には思い浮かばない。トラウマを変える鍵は、柔軟性と自発性の方向へゆっくりと進むことである。

私たちがトラウマを抱えたとき、情報を処理する方法に決定的な混乱が生じる。有機体は無秩序になり、その流動性と情報を分類する正常な能力の多くを失う。したがって、有機体の正常な自己組織化機能を再確立する必要がある。たとえそれが基本的に正確な記憶であったとしても、私たちが記憶に焦点を当てようとするかぎり、トラウマ的な反応から抜け出す能力が損なわれてしまう。

変容には変化が必要である。変えなければならないことの一つは、私たちと「記憶」との関係なのだ。

それでも、私はサヴァイヴァーであることを誇りに思う

過去に未来はない。——カントリーソングより

私たちトラウマを抱えた人は、被害者意識や無力感を説明するために、虐待の記憶を探す。しかし、自分がトラウマのサヴァイヴァーであることに、誇りを持つことも必要である。恐ろしいシナリオを思い出し、それを生き延びたことを知るのは、自尊心を高めるための重要な要素である。しかし、真の癒しと変容に伴う健全な解放感、達成感、エンパワメントに比べれば、この要素は重要ではない。「サヴァイヴァーの誇り」は、私たちの持つ健全な機能が自ら主張しようとしていることのあらわれである。自分が生き残ったことを知ると、トラウマを抱え、収縮した感覚が、いくらか力を得て拡大するのを楽しむことができるし、これは気分がいいものである。それは、私たちにアイデンティティの源を提供する。完了を暗示するものであり、癒しの旅を始めるにはよいスタート地点である。

記憶が過去の出来事を具体的かつ正確に表現しているという考えを捨てることは、サヴァイヴァーとしての道を旅することで得られる自己が拡大する体験や、人生の肯定感がなくなってしまうこ

とではない。私のクライアントの一人は、幼少期にヒスパニック系のギャングから受けた虐待を克服する過程で、このように語った。「もう私は自分の体験の記憶を正当化しなくてもいいんですね……」。

喜びや広がりを感じることは、有機体が癒しの渦の中に移行している証拠である。癒しの渦が変容のプロセスをサポートする鍵は、ある出来事を「どう記憶すべきか」という先入観を手放すことができるかどうかにある。言い換えれば、フェルトセンスが語ることを検閲せず、自由に語る許可を与えることができるようにならなければならない。逆説的だが、このことは、「本当に起こったこと」を認めることとの解放的な意義を否定しているわけではない。この真実は、癒しの渦とトラウマの渦の間を流動的に移動することで体験することができる。それは、悪夢から目覚めると同時に、人生における出来事の感情的な影響を深く受けいれるような体験である。人は驚きと喜びの感覚をもって、悪夢から目覚めるのである。

感じる勇気

ある出来事が本当に起こったのかどうかを知りたいのであれば、私はあなたの幸せを祈り、あなたがすでに知っていることを伝えることしかできない。あなたは決して知ることのできない謎を解こうとしているのかもしれない。もしあなたが、真実を知りたいと思っているなら、残念ながらこの書籍も他のどんなものも、あなたが求めている真実を知る助けにはならないだろう。一方、あなたの第一の目的が「癒し」であるならば、ここにはあなたを助けることができるものがたくさんある。

もし、あなたが癒しを求めているのなら、最初のステップは、文字どおりの真実が最も重要な事項ではない可能性に心を開くことである。本当に起こったことだという確信も、起こったかもしれないという不安も、起こったという証拠をひそかに探そうという試みも、すべてフェルトセンスが癒しをもたらすために必要なことを伝えようとしているときに邪魔になることがある。

癒しのプロセスに専念することで、自分の反応の背後にある真実について、より深く知ることができる。トラウマのあとでは断片化が起こるが、有機体は、衰弱を引き起こす原因となった出来事と関連するイメージを保持している。フェルトセンスは、これらの出来事をあなたに明らかにするかもしれないし、しないかもしれない。そんなことはどうでもいいと、自分に言い聞かせてほしい。なぜなら、もしあなたが癒しを望んでいるのであれば、いわゆる、「真実」を知っているかどうかは問題ではないからである。

欲求と癒し

治癒のプロセスは、内側から始まる。骨折したところにギプスをはめる前から、私たちの骨は元に戻ろうとして動きはじめる。身体の治癒に物理的な法則があるように、心の治癒にも法則がある。これまで見てきたとおり、知性は、ときには有機体に本能的に備わった強力なパワーを打ち消すことができる。

トラウマを抱えた人は、病気であることにアイデンティティを感じ、症状に対して一種の愛着を形成することがある。なぜこのような愛着が生じるのか、その理由は（生理学的、心理学的に）数え切れないほどある。しかしこのテーマについて詳しく説明する必要はないと思う。重要なことは、私たちはこれらの症状に執着しないようになることで、初めて治癒できるということである。私たちが与える力によって、症状が実体を持つとでもいったほうがよいだろう。私たちは、神経系に閉じ込められているエネルギーとともに、それらを心や意識から解放する必要がある。

友人たちの助けを借りて

一度心の痛みを克服したら、もうそれは二度と戻ってこない。

――トゥラング・リンポチェ

私が立ち会ってきた数々の癒しの奇跡をみるかぎり、高次の知恵や秩序を否定することは難しいといわざるを得ない。むしろ、私たちには生得的な自然の叡智があり、その法則が宇宙に秩序を与えているというほうが正確かもしれない。それは個人の歴史よりもはるかに強力なものであることは間違いない。その法則に従った有機体は、想像を絶するようなおぞましい経験をしても、それを通り抜けて歩んでいく。もし宇宙に神も知恵もトラもいないとしたら、どうしてこんなことが起こるだろうか。トラウマを克服した人々の多くは、その後の生活に動物的な側面と霊的な側面の両方が現れてきたと私に教えてくれる。彼らはより自発的になり、健全な自己主張や喜びを表現することへの抵抗が少なくなる。自分が動物であるという体験をより容易に受け入れられるようになるのだ。同時に、自分自身がより人間らしくなったと認識する。トラウマが変容するときに訪れる癒しの賜物の一つは、生命に対する子どものように無邪気な畏敬の念である。

トラウマに圧倒されたとき、また、そこから回復するとき、私たちは自然の法則が働いていることに畏敬の念を抱くようになる。無邪気さを失うことで私たちは叡智を得るが、叡智を得る過程で、新たな無邪気さを得ることができるのである。有機体が本能に従うときは、何者をも裁かない。ただ、本能の命ずるままに行動する。あなたがすべきことは、その邪魔をしないことだけである。

トラウマの渦と癒しの渦の間を行ったり来たりすることによってトラウマの再交渉を行う際、私たちは普遍的な法則である「両極性」と関わる。この法則は、トラウマを変容させるための道具として、私たちの手の届くところにある。このプロセスにおいて、私たちは生命のリズミカルな脈動を直接体験することにもなる。普遍的な法則を活用することで、私たちの現実が織りなす周期的なパターンを認識するようになる。最終的には、生と死の関係をより深く理解することにつながるのである。

……みんなまったく違っているのに、人間はすべて同じなのだということなのです。人は皆、さまざまに違ったアイデンティティをもち、違った欲望をもっているのですが、そこには自己《セルフ》という共通の核があるのです。ある基本的な人間性――その本質は平和であり、それは思想と行為として表現されるのですが――は、無条件の愛なのです。その内面の核心を見つけ、自分自身の中にも他人の中にもあるそれを尊重し、大事にするときに、人生のあらゆる領域においていやし《ヒーリング》を経験するのです。

――ジョーン・ボリセンコ『からだに聞いてこころを調える』〔伊東博訳、誠信書房、一九九〇年〕

第15章　最後の瞬間——社会的トラウマの変容

テクノロジーの急速な進歩と、急激な人口増加により、私たちは時間や距離の隔たりを感じさせない世界に暮らすようになった。同時に、私たちは自分自身と地球に対する深刻な脅威にも直面している。戦争、テロ、「大量破壊兵器」による人類滅亡の可能性、貧富の差の拡大、そして環境破壊。都市部の住民は、長年蓄積されたストレス、トラウマ、敵意、経済的抑圧の影響により、無差別に財産や人命を損なっている。富裕層は、原始的で野蛮なやり方で、企業買収に奔走している。薬物依存症の両親から生まれた子どもたちが、まもなく成人に達するが、彼らがどのような暴力性を帯びているのかを思うと、将来を憂うばかりだ。

世界の人口が増加し、私たちのコミュニティがより互いに密接につながるようになってきているなか、私たちは調和して生き、働く方法を学ぶことが不可欠になる。もし共に協力し、効果的に解決しなければ、滅亡してしまうような問題を私たちは抱えている。しかし残念なことに、経済的、民族的、地理的な問題について話し合うよりも、私たちは互いを破壊することに熱中しているようにみえる。戦争の原因は、多くの場合、このようなところにある。しかし、それらは根本的な原因なのだろうか？　私たちの種としての生き残り、そしてこの地球の存続は、この問いに答えることができるかどうかにかかっているのかもしれない。

戦争の根は深い。真に正直な人であれば、私たちはみな、暴力性と愛の両方をあわせ持っていることを認めるだろう。人間は、どちらの性質もあわせ持っている。戦争の根源を理解するうえでさらに重要なのは、トラウマに対する人間の脆弱性であろう。トラウマの影響が初めて認識されたのは、戦闘から帰還した兵士の一部が示した恐ろしい症状を目の当たりにしたことであったことを忘れてはならない。前章で述べたように、トラウマは、私たちがその影響に気づいていないときに、再演への強い衝動を生み出すのである。

戦争のような困難な体験によって、コミュニティ全体が、大規模な再演に追い込まれたらどうなるだろうか。このような集団的な無意識の衝動に直面すれば、「新世界秩序」などは無意味な議論になってしまう。今、紛争に明け暮れている人々の間に永続的な平和をもたらすには、まず過去のテロリズム、暴力、恐怖のトラウマを抜本的に癒すことなしには達成できない。互いに戦争を仕掛けてきた歴史を持つ社会を、対立に次ぐ対立へと駆り立てるものは、再演への衝動なのだろうか。読者諸氏は、それぞれ事実を検討し、自分自身で判断を下していただきたい。

攻撃に対する動物的アプローチ

ほとんどの動物は、食餌や交尾の最中に、攻撃的な行動をとる。「ナショナルジオグラフィック」など、野生動物の様子を紹介する番組があるおかげで、こうした行動はよく知られるようになった。動物は日常的に他の種族を殺し、食べる。しかし、同種の動物に対しては、自然界は一線を引いているようで、動物たちもほとんどその一線を越えることはない。例外もあるが、一般的には、同じ種族が互いに殺し合ったり、重い傷を負わせたりすることはほとんどない。動物たちには、攻撃性を高める強い進化的要請があるにもかかわらず、ほとんどの野生生物は同種を殺すことをタブー視している。

同じ種の間では、通常、致命傷を防ぐための儀礼的な行動がみられる。同じ種の動物は、攻撃行為そのものと、対決が終わったことを知らせるための儀礼的行動パターンを見せる。たとえば、雄のシカ同士が対決するとき、角を使って相手の頭を押さえつける。これは、相手を殺すためではなく、優位性を確立するためのものである。このときの闘いは、死闘というより、明らかにレスリングの試合に近い。一方が優位に立つと、もう一方はその場を離れ、一件落着となる。一方、シカがマウンテンライオンなどの他種族に襲われた場合、シカは角を使って捕食動物を殺害することもある。

同様に、ほとんどのイヌやオオカミは、同じ種同士が戦う場合、相手を殺すためではなく、痛みを与えることを目的として咬みつく。他の種では、色、羽毛、踊り、威嚇行動などを示すことで、どちらが勝者になるかを決定する。特に相手に致命的な打撃を与えうる防御手段を進化させた動物でも、同種の動物に対してはこの武器を使わないのが普通である。ピラニアは尾を振り回して戦い、ガラガラヘビはどちらかが倒れるまで頭突きしあう。

また、儀礼的な行動は、同じ種同士の攻撃的な行為の終わりを告げることが多い。二頭の動物の対決は、通常、何らかの形で服従の姿勢をとって終わる。たとえば、負けたほうの動物が仰向けにひっくり返り、勝者に腹を見せることで完全に無防備な状態をとることもある。種内では、こうしたジェスチャーは、儀礼化された戦闘のさまざまな形態と同様に、普遍的に認識され、尊重されている。これは、同じ種に属するものが、食物、すみか、交尾などの条件をまったく同じにしているという事実を考慮すると、驚くべきことである。それにもかかわらず、これには明確な進化的利点がある。秩序ある社会的・生殖的階層を確立することで、これらの行動は集団全体の安寧を促進し、種の究極的な生き残りの可能性を向上させるのである。

人間の攻撃性

狩猟採集の時代には、人間の間でも、動物たちにみられるような、種の保存に効果的に働くような抑制行動によって、戦闘が制限されていたようである。しかし、現代の文明人たるべき人間は、明らかに違っている。人間である私たちは、動物と同じように、同じ種族を殺すことを進化的に禁止していることを認識している。一般に、自分のコミュニティのメンバーを殺すと、何らかの形で罰を与える規則や法律があるが、戦争で行われる殺戮には、これらの法は適用されない。

戦争の人類学的側面に目を向けると、敵を殺傷することが普遍的な目的ではないことがわかる。少なくともいくつかの集団では、大規模な暴力や残虐行為に手を染めることを躊躇している証拠がある。ある民族は、動物たちが攻撃を抑制するために用いるのと同様の、儀礼的な行動をとる。イヌイットの文化圏では、部族間や近隣のコミュニティへの攻撃が行われることはない。イヌイットでは、部族間や近隣のコミュニティでの争いは、レスリング、耳打ち、頭突きなどで解決されることがある。また、イヌイットは、その場に合った歌を作り、聴衆の投票で勝敗を決める歌合戦で争いを解決することでも知られている。原始的な文化の中には、部族の誰かが負傷したり死亡したりすると、小競り合いを終了させるといったものもある。

これらは、種内における殺生のタブーを維持することを目的とした、人間の儀礼的行動のいくつかの例である。生物学的には、歯や毒、爪や力によってよりも、人間は、知性によって他の動物と容易に区別できる。知性は、拷問、レイプ、死、そして暴力に資するために備わった特質なのか？ニュースを聞いていると、ついそのように思いたくなってしまう。

なぜ人間は互いに殺しあい、傷つけあい、苦しめあうのか？

食料と縄張りという最も基本的なリソースを奪い合うときでさえ、動物は通常、同種の仲間を殺すことはない。では、なぜ人間は互いに殺しあうのだろうか。人間の集団が多様化し、複雑になるにつれ、大規模な殺戮や暴力が蔓延するようになったのはなぜなのだろうか。戦争については数多くの理論があるが、広く認識されていない根本的な原因が一つある。

トラウマは、現代の戦争が非人道的な性質を持つようになった最も重要な根本原因の一つである。戦争が泥沼化し、拡大し、激しくなっていく理由の一つに、トラウマ後ストレスがあるといえるだろう。私たちは過去に対立し、恐怖、分離、偏見、攻撃性という遺産を生み出してきた。この遺産は、その規模を除けば、個人が経験するものと根本的に変わらないトラウマの後遺症である。

トラウマの再演は、トラウマをきっかけに起きてくる、最も強く、最も永続的な反応の一つである。一度トラウマを抱えると、その体験の一部を何らかの形で繰り返し、再演し続けるようになる。最初のトラウマを彷彿とさせるような状況に、何度も引き込まれるのだ。戦争でトラウマを抱えた場合、その影響は計り知れない。

トラウマについて知っていることを復習しておこう。人がトラウマを抱えたとき、私たちの内的システムは覚醒したままである。私たちは過敏になるが、蔓延する脅威の原因を突き止めることはできない。このような状況は、恐怖と反応性をエスカレートさせ、脅威の原因を特定する必要性を増幅させる。その結果、私たちは敵を求めてトラウマを再演する可能性が高くなるのである。

同じようなトラウマの歴史を背負っている集団を想像してみてほしい。同じ地域に住んではいるが、言語、肌の色、宗教、民族的伝統は異なっている二つの集団があるとしよう。その結果はおのずと明らかだろう。危険に対する継続的な知覚を伴う不快な覚醒が起きてくる理由を、いかにももっともらしく互いのせいにすることになるだろう。脅威は特定された。それは、私たちに属さない彼らである。彼らは敵である。そうすると、殺したい、傷つけたい、切り刻みたいという衝動がエスカレートし、この二つの「隣接集団」は、互いを虐殺しあうことを余儀なくされていく。彼らは互いの家、希望、夢を破壊しあう。そうすることで、自分たちの未来も葬り去ってしまう。

戦争は複雑であり、単一の原因に帰することはできないが、近接する国々は互いに戦争を起こすという不穏な傾向を持っている。これは、歴史上、数え切れないほど繰り返されてきたパターンである。トラウマは、暴力という形で再演される恐るべき可能性を秘めている。セルビア人、イスラム教徒、クロアチア人は、第一次、第二次世界大戦、そしておそらくオスマン帝国までさかのぼり、あたかもビデオを再生するかのように戦争を繰り返してきた。中東諸国は、聖書の時代までその再演をたどることができる。たとえ戦争が暴力的、かつ残忍な形で定期的に勃発していない地域であっても、他の形態の暴力が蔓延している。殺人、貧困、ホームレス、児童虐待、人種的・宗教的憎悪、迫害はすべて戦争に関連している。私たちは戦争のトラウマを避けることはできない。戦争のトラウマは社会のあらゆる部分に及んでいるのである。

トラウマの輪、恩寵の輪

健康な赤ちゃんは、行動、感情、知覚が複雑に配列された状態で生まれてくる。これらの要素は、探索と絆、そして最終的には健全な社会的行動を促進するように設計されている。ストレスやトラウマを抱えた状態で生まれた赤ちゃんは、こうした生命維持のための行動を阻害される。探索や絆の代わりに、赤ちゃんは抑制され、恐怖を抱え、引きこもるようになる。幼児となり、やがて成人すると、社会性は低く、暴力に傾倒するようになる。健全な探索と絆は、暴力や無秩序を緩和する解毒剤であるようだ。

文化的トラウマを変容させる

個人のトラウマの後遺症を変容させることができるように、社会的なレベルでの戦争の後遺症も解放することが可能である。人々は、争うのではなく分かちあい、トラウマを広めるのではなく変容させるという意思を持って、団結することができるし、そうしなければならない。その第一歩となるのが、子どもたちである。子どもたちは、私たち全員が、以前は敵対視していた人々と親密になり、絆を深めるための橋渡しをすることができるのである。

数年前、ジェームズ・プレスコット博士（当時、国立精神衛生研究所在籍）は、乳児と幼児に与える影響に関する重要な人類学的研究を発表した[12]。彼は、密接な身体的ふれあいとリズミカルな動きで刺激を与えることを実践している社会では、暴力の発生率が低いことを報告した。子どもとの身体的接触が少なく、懲罰的な社会では、戦争、レイプ、拷問といった暴力が起きる明確な傾向がみられた。

プレスコット博士や、その他の研究者による研究は、私たちが直感的に知っていること、つまり、誕生から乳幼児期の成長過程が重要な時期であることを指摘している。子どもは、幼いころに両親が示す、人との関わり方や世界観に同化する。両親がトラウマを抱えている場合、子どもたちに基本的な信頼感を教えることが難しくなる。信頼というリソースがなければ、子どもはトラウマにさらされやすくなる。トラウマの連鎖を断ち切るための一つの解決策は、両親が抱えている、自分自身や他人に対する不信感を子どもが完全に吸収してしまう前に、信頼と絆を生み出す体験に乳児と母親を参加させることである。

ノルウェーでは今、この分野で画期的なプロジェクトが行われている。同僚のエルビョルグ・ヴェドーと私は、この重要な幼児期について知っていることをこのプロジェクトに提供している。この方法によって、グループ全体が、過去の衝突によるトラウマ的な残骸を変容させることができるのである。この方法に必要なのは、部屋といくつかの簡単な楽器、そして赤ちゃんの体重を支えるのに十分な、丈夫な毛布だけである。

やり方は次のようなものだ。宗教、人種、政治などの理由で対立する集団に属する母親と乳幼児からなるグループを、家庭や公民館などに集める。そして、母親と乳幼児が交互に、それぞれの文化圏の簡単な民謡を教えあう。母親たちは赤ん坊を抱いて身体を揺らし、踊りながら、その歌を子どもたちに歌ってやる。ファシリテーターが簡単な楽器を使って、歌のリズムを強調する。動き、リズム、歌は、穏やかな覚醒と受容性を生み出す神経的パターンを強化する。その結果、何世代にもわたる争いによって生み出された敵意がやわらいでいくのである。

最初は戸惑っていた子どもたちも、やがて興味津々、惹きつけられていく。ファシリテーターが渡すガラガラや太鼓、タンバリンに夢中になる。ふつう、この月齢の子どもたちは、リズムの刺激がないと、楽器であっても、口に入れようとするくらいのことしかしない。しかし、ここでは、リズムをとることに大喜びで参加し、歓声をあげたりしている。

乳児は誕生時には、すでに高度に発達した有機体であるため、母親の最も深い部分にある穏やかさ、敏感な反応、生物学的能力を活性化する合図を送る。このような健全な関係の中で、母親とその子どもは、互いに満足できる生理的反応を交換しあい、安心感や喜びを生み出していくのである。ここから、トラウマによるダメージのサイクルは変容しはじめる。

母親が赤ちゃんを床に降ろし、探検させると、その変容はさらに続く。母親たちが静かに赤ちゃんのまわりに輪を作り、その探索をサポートすると、赤ちゃんたちはまるで光り輝く磁石のように、恥ずかしさの壁を乗り越えて、楽しそうに互いのほうへ向かっていく。この小さな冒険から生まれる相互のつながりの感覚は、言葉では言い表せないし、想像するのも難しいほどだ。ぜひ、実際に目撃してほしい。

次に、異なる文化の母子同士がペアになり、小グループを作る。二人の母親は、毛布の中で乳児をやさしく揺らしている。赤ちゃんたちは、ただ喜ぶだけでなく、完全なる「至福の時」を味わう。そのため、母親たち、そして文化的に適切な場合は父親も交えて、彼らは互いに微笑みあい、以前は恐れや不信感を抱いていたコミュニティのメンバーとの深い絆を体験する。母親たちは心も身体も生まれ変わり、この感動を他の人たちにも伝えたいと思うようになる。このプロセスは、ひとりでに広がっていく。

コミュニティの癒しに対するこのアプローチのすばらしさは、そのシンプルさと効果にある。外部のファシリテーターが最初のグループをリードしてプロセスを開始する。その後、参加した母親の何人かが、将来ファシリテーターとして活動できるようにトレーニングを受ける。ファシリテーターに求められる主な特性は、タイミングと対人関係の境界線に対する鋭い感性である。私たちの経験では、これらのスキルは、この活動に参加し、説明を受ければ、ほとんどの人が容易に習得できるものである。訓練された母親たちは、自分たちのコミュニティで平和の大使となる。

アルキメデスは、「私に支点を与えよ、そうすれば私は地球を動かしてみせよう」と叫んだ。紛争、破壊、トラウマが渦巻く世界において、私たちは、母親と幼児の間の密接な肉体的、リズム的な脈動に、そのようなテコの支点を見出すことができる。今述べたような体験は、人々を結びつけ、再び調和した生活を始めることを可能にする。トラウマの影響は、一人ひとり異なる。私たちはみな、自分自身を癒す責任を、進んで引き受けなければならない。もし私たちが互いに戦争をし続けるなら、私たちの多くが切望している癒しは、はかない夢でしかないだろう。

近隣諸国と紛争を繰り返している国々も、破壊、暴力、繰り返されるトラウマの世代的連鎖を断ち切ることができる。平和的な活力を感知することができる人間の有機体としての能力を利用することで、私たちはみな、トラウマの防衛反応を鎮め、自分自身と子どもたちにとって安全なコミュニティを作りはじめることができる。安全なコミュニティを確立すれば、私たち自身と世界を癒すプロセスを始めることができるのである。

エピローグか、墓碑銘か？

アルメニアの村人が嘆く。「隣人と再び話ができるようになるには、一〇〇年はかかるだろう〔かつてのオスマン帝国で一九世紀から二〇世紀初頭にかけて起こったアルメニア人虐殺のことを指す〕」。アメリカのスラム街では、苦痛が破壊的な混沌の瀬戸際まで迫っており、やがて人々は実際に混沌に突き落とされる。北アイルランドでは、物干し用ロープと宗派の違いのみで隔てられた人々が、子どもたちが一緒に遊ぶどころか互いに闘いを仕掛けているのを、ただ眺めている。

トラウマのない人間は、できることなら協調して暮らしたいと思うものだ。しかし、トラウマの残滓は、敵意を克服するなど不可能だという誤解を生み、その誤解がつねに互いを遠ざけてしまう。この最も深刻なジレンマに対処するために、さまざまな概念や、実際の活動をあげることができる。先に述べたつながりの体験は、そのほんの一例にすぎない。時間と資金があれば、妊婦や子ども、そして父親を平和な共存の輪に巻き込むためのさまざまな方法を開発することができるだろう。

これらのアプローチは万能薬ではないが、平和へのきっかけにはなる。政治的な解決策だけではうまくいかなかったところに、希望を与えてくれるのである。ホロコースト、イラクやユーゴスラビアでの紛争、デトロイトやロサンゼルスなどの都市での暴動、これらすべての衝突は、世界にとってのトラウマとなった。これらの出来事は、トラウマの連鎖をそのままにしておくと、私たちが社会全体で支払うことになる代償がいかに過酷なものになるかを生々しく描いている。私たちは、効果的な解決策をなんとしても探さなければならない。私たちの種の存続が、そこにかかっているからだ。

自然は愚かではない

トラウマを無視することはできない。なぜならトラウマは、私たちをここまで導いてきた原始生物学に内在するものであるからだ。私たちが、個人的にも集団的にも、トラウマ的な遺産の再演から解放される唯一の方法は、再交渉によってそれらを変容させることである。トラウマの変容は、グループで行ったり、シャーマニックな実践を体験したり、あるいは個人で行うこともできるが、いずれにしても、トラウマの変容は必ず達成されなくてはならないのである。

第Ⅳ部

トラウマの応急処置

第16章　事故後の感情面での応急処置

本章では、事故に遭遇した成人と接する際の手順を紹介する。ここでは、事故時に何が起こり、どのようにすれば長期的なトラウマの発生を防ぐことができるのか、その基本的な例を紹介する。事故に遭遇したときは、つねに自分自身で最善の判断をして行っていただきたい。ここに記載されていることは、ひとつのガイドラインにすぎない。

第一段階——事故現場での直後の対応

・救命のための医療行為が必要な場合は、当然そちらを優先する。
・その場にとどまっていることが危険でないかぎりは、負傷者には、温かくしてその場で横になって、じっとしていてもらう。

- 負傷者は飛び起きようとするかもしれないが、そうさせてはならない。静寂とエネルギーの放出が身体にとって最も重要だからだ。しかし、何かをしなければならない、何か行動を起こさなければならないという気持ちがそれを抑えてしまう場合がある。あるいは、自分は大丈夫だと周囲に印象付けて、事故の重大さを否認しているのかもしれない。
- 負傷者のそばに寄りそう。
- あなたが一緒にいること、救助隊が向かっている場合には、すぐに助けが来ることを保証してあげよう。「あなたは怪我をしたけれど、大丈夫ですよ」などと伝えて、安心させる。もちろん、重傷を負っている場合は、こうは言わないほうがよい場合もあるので、よく状況を見極めること。
- 薄手の毛布をかけるなど、保温する。
- 事故がそれほど深刻でない場合は、「アドレナリンラッシュ」、「しびれる」、「震える」、「熱くなる」、「寒くなる」などの身体感覚を体験するように促す。
- 負傷者のそばにいて、彼がエネルギーを放出するのを助ける。
- 震えることは自然なことで、むしろよいことであり、ショックを解放するのに役立つことを伝える。震えがおさまると、安心感が得られ、手足に温かさを感じるだろう。呼吸も楽になり、充実してくるはずである。
- 初期段階は、完了までに一五～二〇分程度かかる。
- 救援が到着したあとも、可能なかぎり負傷者のそばにいるよう努める。

・必要であれば、あなた自身もこの体験を消化するために誰かの助けを借りるとよい。

第二段階――自宅や病院へ移動したあと

・急性ショック反応から脱するまで、安静を保つようにさせる。
・負傷者は、自らを再統合するために、必ず一～二日、仕事を休むべきである。たとえ軽傷であるために仕事を休むことが正当化できない場合でも、やはり休養することは重要である（このような抵抗は、一般的な否認のメカニズムであり、無力感を避けようとする防衛でもある）。むち打ち症などの負傷は、この初期回復段階で休息と統合を行わないと、症状が悪化し、治癒に要する時間が大幅に長くなる。一～二日の休養は、後遺症を防ぐために有効である。
・この二次的な段階では、事故の生存者は、怒り、恐れ、悲しみ、罪悪感、不安などのさまざまな感情が湧き上がってくる可能性が高い。その感情を、判断せずにただ感じるように促すとよい。
・負傷者は、震えや寒気などの身体感覚を持ち続けるかもしれない。これはよいことであり、心配は不要である。

第三段階――トラウマへのアクセスと再交渉の開始

この段階は第二段階と重なることが多く、トラウマの蓄積されたエネルギーにアクセスし、それを完全に解放するために不可欠である。

アクター・アーセンは、トラウマとなる出来事の前、途中、後に起こることを詳細に研究してきた。出来事と直接関係するものだけでなく、経験した出来事の周辺のイメージ、感情、感覚を思い出させることが重要である。

• これらの段階のいずれにおいても、負傷者が自分の体験について話すときに、活性化したり、興奮したりすることがあるために注意が必要だ。呼吸が変化し、速くなることがある。心拍数が上がったり、汗をかいたりするかもしれない。そのような場合は、体験について話すのをやめ、「首が痛い」「お腹が痛い」など、身体にどんな感覚があるかに集中してもらう。

• よくわからない場合は、何を感じているのか聞いてみる。

• 負傷者が落ち着き、リラックスしているようにみえたら、体験や感覚についてのより詳細な説明をしてもらう。負傷者は、若干の震えを感じるかもしれない。これは自然なことであると念を押す。活性化反応が減少していること、そして、エネルギーを少しずつ引き上げ、放出させようとしているということに目を向けさせる。このプロセスは、「タイトレーション（滴定：一度に少しずつ進むこと）」として知られている。

このプロセスの各段階で体験しうることの例と、ステップを進める順序を次に示そう。

事故が発生する前

• 行動――私は家を出て、車に乗った。

・感覚――私は、腕がハンドルを回す感覚や、うしろを見るために、頭が振り返る感覚がある。
・感情――私は気が動転している。
・イメージ――高速道路を走っていて、出口に気がつく。
・思考――出口から出ようと思えば出られたが、出なかった。こういうときは、あえて出口を出て、一般道を走行するところをイメージしてもらうとよい。そうすることで、実際は事故が起きてしまったが、事故を回避するイメージを持ち、その体験を整理し、トラウマを解放することができる。
・身体的にエネルギーが十分放出されるための時間を確保する。

事故のあと

次に、事故後に何が起きたかの詳細に移る。
・イメージや回想――私は救急外来にいる。医師たちが私のことをこう言っている。「これはひどい、お手上げだ」。
・感情――私は罪悪感を抱く。
・思考――注意していれば事故は避けられたかもしれない。
・負傷者が活性化した場合、エネルギーが放出されるまで、身体感覚に焦点を当て、現在に戻る。そのあと、起こったことの詳細にそっと導くとよいだろう。先に述べたように、震えと放出が起こったあと、人は安堵感を覚え、四肢が温かくなり、呼吸がより深くなる。

事故の直前

事故の前後の詳細をうまく説明できたら、危険が迫っていることを最初に認識したときの感情、感覚、イメージに目を向けてもらう。それは次のようなものだろう。

・イメージ――黄色いフェンダーが、私の左側にかなり近づいてきたのを覚えている。また、一時停止の標識があるのに、車が止まっていないのも確認できた。
・感情――その運転手が不注意であることに腹が立った。
・感覚――ハンドルをきつく握り、首のうしろが緊張するのを感じた。
・思考――「ああ、もうだめだ……死ぬ！」と突然認識するかもしれない。

放出が起こるにつれて、イメージが変化していくことに気づくかもしれない。

第四段階――衝撃の瞬間を体験する

衝撃の瞬間に再びアクセスすると、負傷者は、ガラスの破片が飛び散る音や金属音を聞いたり、自分の身体がねじれたり、投げ出されたりするのが見えたりする。フェルトセンスを通して、そこにあるものすべてを探ってみてほしい。反応が出てくると、通常はわずかであるが、身体が自然に動き出すことがある。身体の感覚に集中することでエネルギーの放出を促しながら、動きが終わるまで一五～二〇分ほど時間をおく。放出後、人は安堵感をおぼえ、通常は四肢の温かさを感じる。

たとえば、「フロントガラスに投げ出されたとき、背中の筋肉が緊張して反対方向に引っ張られるのを感じた」など、自分の身体が二つの異なる方向に急に引き寄せられるのを感じることがある。このようなときも、大丈夫だと安心させ、ゆっくりと動作をつなげていく。人によっては、手足や身体の震えなど、より急性のショック反応を再び体験することがある。そのような場合は、その人をサポートし、ちゃんと解放が進んでいることを認めてあげるとよい。

また、セッションの中で負傷者は、事故を完全に回避するという体験をすることもあるだろう。あるいは、ここで説明したさまざまな段階を行き来することもある。これは、負傷者が特定の局面――特に衝撃の瞬間など――を完全に避けているわけでないかぎりは、問題ない。

この段階は、負傷者が完全に安堵感を覚えるまで続けることが重要である。呼吸が楽になり、心拍数も安定する。この状態に至るまでには、一時間くらいかかるかもしれない。必要であれば、二〜三日かけて、このプロセスを続けることもできる。一回で完了させようと無理をするよりも、少しずつ進んだほうがよい。すべての衝撃への再交渉を完了させるには、前回のセッションで進んだところまで戻ってもらい、そこから再度、少しずつ完了させていく必要があるかもしれない。

完了まで

すべての段階が十分完了した時点で、もう一度、事故の体験全体を振り返り、活性化する場所がないかどうかを確認する。負傷者が不安を感じているようなら、何か見落としている可能性があり、また、この最終的な全過程の見直しでそれを解決できる場合もある。症状が続いたり、あとで発症したりしないかぎり、作業を一時中断する。もし症状が再び現れてきた場合は、必要な手順をすべて見直す。

また、他の体験の感情や記憶が湧き上がってくることもある。このような場合は、解決されていない、あるいは無関係な他のトラウマを処理するために、先ほど行ったのと同じプロセスを行うことができる。ただし、このプロセスは、もっとゆっくりしたペースで、もっと長い時間をかけて行う必要がある。同じような事故に巻き込まれやすいなどのパターンがある場合、その人が本来持っているレジリエンス、定位反応や対応能力を再確立することで、将来の事故を防ぐことができる。

事故後の癒しのシナリオ

私が車を走らせていると、一時停止の標識を無視した車が、交差する側道から突然道路に進入してきた。相手は私に気がつかず、私の車の左側に衝突してきた。私もギリギリまで相手に気づかず、事故を回避するための対応ができなかった。

私はしばらく運転席に座ったまま、呆然としていた。自分は大丈夫だと思い、車から降りて被害状況を確認した。車はかなりひどくつぶれていたが、相手は保険に入っていたし、警察の報告書を見れば自分には非がないことがわかるので、さほど動揺はしていなかった。また、「どうせなら車の塗装をやり直したい」と思っている自分にも気づいた。気分はとてもよく、高揚感に近いものがあった。事故は起こしたものの、すぐに難しいビジネスミーティングに参加し、商談をうまくまとめることができ、満足していた。翌日、私は動揺しはじめた。首、右肩、右腕にこわばりを感じ、驚いた。なぜなら追突されたのは左側だったからである。

事故を起こした男性をジョーと呼ぶことにする。ジョーは、友人のトムと一緒に事故に遭う前に起きたこと（周辺の出来事）を振り返ってみた。すると、出勤のために車に乗り込んだとき、ジョーは妻に腹を立てていたことを思い出した。

それを思い出すと、彼はあごがこわばり、身体が震えていることに気がついた。身体が震え出し、制御不能になりそうな感覚に陥った。そんな彼に、友人のトムは「大丈夫だよ」と声をかけた。震えが止まり、ジョーが少し安心したところで、二人はさらに事故前の出来事を詳しく探っていった。

ジョーは、車庫からバックで車道に出て、行き先を確認するために頭を右に向けたことを覚えていた。彼は自分の腕がハンドルを回しているのを感じると同時に、怒っていたので、スピードを出しすぎていることに気づいた。右脚を緊張させ、ブレーキに足をかけて減速する。この動作を脚の筋肉で感じる。友人のトムに促され、ジョーは右脚に起きている緊張と弛緩をじっくりと感じ取った。アクセルからブレーキへ、そしてまたブレーキからアクセルへという動作の中で、彼は脚の震えを感じていた。

そしてジョーは、車で走りながら、「戻って妻と話したい」と感じたことを思い出した。トムの

励まして、彼は戻ろうとする自分の姿を想像すると、右腕に激痛が走った。その感覚に注意を向けると、痛みは治まりはじめた。二人は、ジョーの「戻りたい」という気持ちに注意を向けた。今度は、ジョーが心身ともにUターンを完了し、家に戻って妻との関係を解決することを想像した。彼は、前夜のパーティーで、妻が自分を無視しているように感じたので傷ついたと妻に告げた。妻は、夫に依存することなく、人と交わり、動き回ることができると感じたかっただけだと言った。彼女は、ジョーに不満があるわけではなく、二人の関係はとてもうまくいっていると感じていると説明した。ジョーは安心し、妻をより深く理解したような気がしていた。そして、もし妻との問題を解決してから車に乗っていたら、対向車に気づけたのではないかと考えた。この時点で、ジョーはほっとした気持ちになった。信号無視をした相手が明らかに悪いのに、自分が事故を防げなかったことへの罪悪感もあることに気づいた。

ジョーは事故に遭う直前の道路の様子は「覚えていない」と言ったが、トムはそれでも思い出すようにジョーを促した。ジョーが覚えていることを話しはじめると、両肩が締め付けられるように上がるのを感じた。そして、自分の身体が右側に離れていく感覚があり、その後、ちらちらと影のイメージが見えるようになった。トムがジョーにその影を見るように促すと、車の黄色い色が見えはじめた（定位反応）。ジョーがそのイメージをさらに詳しく探ろうとすると、フロントフェンダーが見え、さらに車のフロントガラス越しに運転手の顔が見えたことに気づいた。ジョーはその表情から、相手が一時停止の標識に気づいていないことがわかった。彼は物思いにふけっているようだった。トムがジョーにどんな気持ちかと尋ねると、ジョーはその男に対して本当に腹が立っていて、ぶん殴ってやりたいと思っていると言った。トムはジョーに、一時停止を見落として事故を起こした相手の車を破壊しているところを想像するように勧めた。ジョーは、自分が大きなハンマーを手にして、相手の車を粉々に打ち砕くところを想像した。彼は今、以前よりも活性化が高まっていた。彼の手は震え、冷たくなっていた。トムはジョーにやさしく言葉をかけ、ジョーがエネルギーを解放するプロセスをサポートした。しばらくすると、ジョーは、呼吸が整い、肩とあごの緊張がゆるみ、震えが収まるのを感じはじめた。彼は今、安堵感と手の温もりを感じていた。彼は、リラックスしていると同時に、覚醒しているように感じていた。

今度はジョーは、自分の肩が右側に引っ張られていることに気づいた。そして、ガシャーンという衝突音と、金属がゆがむ音が聞こえたのと同時に、自分の腕がハンドルを右に切ろうとしていることに気づいた。トムはジョーに、とりあえず衝突にとらわれず、感覚に集中し、右へ曲がろうとするハンドル操作を完了するように言った。ジョーは身体の向きを変え、事故を「回避」した。彼は軽い震えを感じ、すぐに大きな安堵感に包まれた。事故が起こったことはわかっていたが、それでも彼は落ち着きを感じていたのである。

トムはジョーに、フロントガラス越しに黄色いフェンダーと男を初めて見た地点に戻るように言った。そこから、最初に金属がぶつかり、たわむ音を聞いた瞬間に移動した。これらのイメージにアクセスすると、ジョーは自分の身体が左に投げ出され、同時に反対方向に引き戻されるのを感じた。ジョーの身体が前に押し出され、背中の筋肉がそれを引き戻そうとしているが、うまくいっていないようだった。トムはジョーに背中の筋肉を感じ続けるように勧めた。ジョーは筋肉に集中することで緊張が高まるのを感じた。そして、少しパニックのような感覚を覚えた。そのとき、ジョーの背中の筋肉が解放され、汗が噴き出た。ジョーは数分間、深く震え続けた。そしてジョーは安らぎと安心感を得ることができた。

ジョーは、事故が起こったことを知っていた。彼はそれを避けようとしたことも知っていた。妻に話をするために戻ろうとしたことも知っていた。これらの体験はいずれも、ジョーにとって等しく現実のものである。一つが現実で、もう一つが作り話というわけではなく、同じ出来事に対する異なる結果であり、どちらも同じように現実であるようにみえたのである。

トラウマによって蓄積されたエネルギーを解放した数日後には、ジョーの右腕と背中の症状が著しく改善された。彼が経験していた痛みは、完了していない衝動に関連していたことを認識することが重要である。最初の衝動は、ハンドルを右に切って、妻と話をするために戻ろうとすることだった。二つ目は、事故を避けるために右折しようとしたことだ。三つ目は、背中の筋肉が自分を引き戻そうとしていたことである。ジョーは、これらの行動の一つひとつを完了するように促された。それは事後であったが、それでも衝動に関連する蓄積したエネルギーを解放することができたのである。

このプロセスでは、反応が完了し、イメージがよりつながりを取り戻し、関連しあうようになった。収縮していたイメージは拡大し、蓄積されたエネルギーは徐々に放出され、一歩ずつ完了していったのである。

第17章　子どものための応急処置

トラウマの遅延反応

五歳のジョニー〔ジョンの幼名〕は、初めて自転車を乗りこなすことができるようになり、意気揚々とペダルをこいでいた。ところがジョニーは、砂利道でバランスを崩した拍子に、木に激突した。そして一瞬、意識を失ってしまった。涙を流しながら起き上がったジョニーは、混乱しているような、どこか普段とは違っているようだった。両親は彼を抱きしめて慰め、再び自転車に乗せ、彼の勇気を称えた。両親は、彼がどれほど茫然自失の状態で、怯えているのか気づいていなかった。

この些細な出来事から数十年後、ジョンは妻と子どもたちとドライブを楽しんでいた。ところが、対向車を避けようとハンドルを切った瞬間に、彼は凍りついてしまったのだ。幸い、相手の運転手がうまく対処したため、大惨事を避けることができた。

それから数日後のある朝、ジョンは通勤の車の中で落ち着かない気持ちになりはじめた。心臓がドキドキし、手が冷たくなり、汗ばんでいた。脅威と閉塞感を感じたジョンは、突然、車から飛び降りて走り出したい衝動に駆られた。しかし同時に、そんなふうに感じるのは「おかしい」とも思った。あの日事故を起こしかけたが、誰もけがはしなかった。そうやって心を落ち着けていくと、車から飛び降りたいという衝動もひとまず消えていった。しかし、漠然とした不安はずっと続いていた。その夜、再び車を運転したが、何事もなく帰宅することができ、ジョンはほっと胸をなでおろした。

翌朝、ジョンは交通渋滞を避けるために早めに家を出て、同僚と仕事の話をするために残業した。長時間の仕事を終えて夜遅く家に帰ると、彼はイライラしていた。妻と口論し、子どもたちを怒鳴ってしまった。ジョンは早めにベッドに入った。夜中に目が覚めると、車が暴走している夢をぼんやりと思い出した。汗をびっしょりかいていた。その後、夜が来ると悪夢に悩まされるようになった。

ジョンは、子どものころに経験した自転車事故の遅延反応を体験していた。信じられないかもしれないが、このようなタイプのトラウマ後反応はよくある。私は二五年以上、トラウマに悩む人たちと接してきた。そして少なくともクライアントの半数は、長い年月にわたり、トラウマの症状が眠っていて、あることをきっかけに表面化するという体験をしていた。多くの場合、ある出来事から症状が出るまでの期間は、六週間から一年半の間である。しかし、潜伏期間が何年も、あるいは何十年も続くこともある。どちらの場合も、多くは一見すると些細な出来事がきっかけで反応が起こる。

もちろん、すべての幼少期の事故が遅延性トラウマ反応を引き起こすわけではない。中には、まったく後遺症が残らないものもある。

しかし、「些細なこと」「子どものころの忘れられた出来事」と思われているものも含め、重大な後遺症が残ることがある。転倒、外科手術（手術は成功して完治している場合も含む）、親の死や離婚による喪失、重い病気、割礼やその他の日常的な医療行為でさえも、それが起こったときに子どもがそれをどう体験するかによって、のちのちトラウマ的な反応を引き起こすことがある。

これらのトラウマの中でも、医療処置は最も一般的で、最も大きな影響を与える可能性がある。多くの医療機関では、意図的ではないにしても、すでに怯えている子どもの恐怖心をさらに増幅させてしまう。定期的な処置の準備として、乳幼児を診療台に縛りつけて動かないようにすることがある。しかし子どもが、拘束されなければ処置できないほど暴れているということは、その子が拘束されなければならないほど怯えているということを意味する。同様に、ひどく怯えている子どもには、落ち着きを取り戻すまで麻酔を施すべきではない。怯えた状態で麻酔を打たれた子どもは、ほぼ間違いなくトラウマになり、多くの場合、深刻な状態に陥るのである。配慮を欠く形で浣腸されたり、検温されたりした子どもも、トラウマになる可能性がある。医療従事者が次のことを行えば、医療行為に伴うトラウマの多くを予防することができる。

1. 保護者に子どもと一緒にいることを奨励する。
2. なるべく事前に説明する。

3．子どもが落ち着くまで、手続きを遅らせる。

問題は、トラウマや、こうした処置がもたらす永続的かつ広範な影響について理解している専門家が少ないということである。医療関係者は子どもたちの福祉を重視しているが、生活者であるあなたからの情報がもっと必要なのだ。

事故や転倒の応急処置

事故や転倒は子どもの成長にはつきものであり、多くの場合は無害である。しかし、ときおり、子どもがこうした日常的な出来事からトラウマ的な反応を経験することがある。この種の事故を目撃しても、それがどれほど深刻であるかを的確に把握できるとは限らない。大人にとっては些細な出来事でも、子どもはトラウマになることがある。特に、自分が「傷つかない」ことが両親の幸せにつながると感じている場合、子どもはトラウマの徴候を隠すことに非常に長けている。子どものニーズに応えるための最良の味方は、情報に基づいた見通しである。ここでは、そのガイドラインを紹介する。

まず自分の反応に目を向け、傷ついた子どもを心配し、恐れを感じていることを内心で認める。深呼吸をして、ゆっくりと息を吐きながら、自分の身体の中の感情を感じてみよう。動揺を感じたら、また同じことを繰り返す。冷静さを取り戻すのに十分な時間をとることは、有効である。子どもが、大人の恐怖や混乱に反応してしまうことを最小限に抑えながら、子どもに十分に寄り添うことができるようになる。自分の気持ちを整理する時間があれば、事故を受け入れることで、子どものニーズに集中することができる。感情的になりすぎると、事故と同じくらい子どもを怖がらせてしまう可能性がある。子どもは、すべての大人、特に両親の感情状態に非常に敏感である。

子どもを静かにさせ、じっとさせる。すぐに移動が必要な場合は、たとえ自分で動けるようにみえても、子どもの身体を支えたり、抱いてあげたりするとよい。自分の力を誇示しようと強がる子どもは、自分が感じている恐怖を否定するためにそうしていることが多い。寒いようなら、セーターや毛布を肩やお腹にそっとかけてあげよう。

安全な場所で十分な休息時間をとるよう、子どもに勧める。必要であれば、強く要求することも大切だ。特に、目がうつろ、顔色が悪い、呼吸が速い、浅い、震える、見当識障害がある、どこか別の場所にいるような感覚があるなど、ショックや放心状態の徴候を感じた場合は、休息することが重要である。子どもの態度が過度に感情的であったり、嵐の前の静けさのように、過度に落ち着いていたりする場合にも、休息は非常に重要である。自分自身がリラックスして静かになり、静止することで、子どもが落ち着くのを助けることができる。抱きしめたり、抱いたりすることが適切と思われる場合は、締め付けないようにやさしく抱きしめてあげるようにしよう。背中の中心、心臓のうしろにそっと手を置くと、子どもの自然な身体反応を妨げることなく、サポートと安心感を伝えることができる。むやみに撫でたり、揺さぶったりすると回復のプロセスを妨げる可能性がある。やさしい子どもが、傷ついた鳥を救おうとして、乱暴に扱ってしまうのと同じである。

ぼんやりした表情が消えはじめたら、感覚に注意を向けるように子どもを注意深く誘導する。おだやかな声で、「身体の中で何を感じているの?」と聞いてみよう。子どもが答えてくれたら、ゆっくりとやさしく「気分が悪いんだね?」というように、質問の形で答えを繰り返し、うなずきなどの反応を待つ。次の質問は、より具体的にしてみよう。「どこにいやな感じがするの?」と言って、子どもに見せてもらうようにする。子どもが特定の場所を指さしたら、「お腹(頭、腕、脚など)はどう?」と尋ねる。子どもがはっきりとした感覚を訴えたら、その正確な場所、大きさ、形、色、重さ、その他の特徴についてやさしく尋ねる。子どもをやさしく、現在の瞬間に誘導する(例:「そのこぶ(ケガ、擦り傷、火傷など)は今どんな感じ?」)。

質問と質問の間に、一、二秒の沈黙を設ける。そうすることで、次の質問に気をとられることなく、子どもが進めているサイクルを完了させることができる。サイクルが完了したかどうかわからない場合は、リラックスした深呼吸、泣いたり震えるのが止まったこと、のびをしたり、笑顔を見せたり、アイコンタクトを取るなど、子どもが合図を出すのを待つ。このサイクルが完了しても、回復のプロセスが完了したとはかぎらない。別のサイクルが続くかもしれない。プロセスが完了したことを確認するために、さらに数分間、子どもを感覚に集中させる。

事故の詳細を子どもに尋ねて刺激しないようにする。事故について話したり、再現したり、絵を描いたりする時間は、あとでいくらでもある。今は、エネルギーを放出して休息するときである。

このプロセスの間、一貫して**子どもの身体的な反応の正当性を認めてあげよう。**子どもは、ショック状態から出てきたあと、泣いたり震えたりすることがよくある。震えなどの自然なプロセスを止めたいと思っても、大人はこれを我慢しなくてはならない。苦痛の身体的な表現は、それが自発的に止まるか、落ち着くまでは継続させる必要がある。このプロセスが完了するまでには、通常数分かかる。研究によると、事故のあと、このような自然のプロセスを完了させる機会を得た子どもたちは、回復過程で問題を抱えることが少ないことがわかっている。

あなたの仕事は、泣いたり震えたりすることが正常で健康な反応であると、子どもに伝えることである。背中や肩に手を当てて安心させ、「大丈夫だよ」「怖いものは振り落としていいよ」などとやさしく声をかけてあげると、非常に効果的である。あなたの主な役割は、子どもが傷ついたときに起こる自然な反応を完了するための、安全な環境を作ることである。子どもが生まれながらにして持っている癒しの力を信じてあげよう。また、あなたはそれを可能にできるのだと自信を持ってほしい。意図せずプロセスを中断させないために、子どものいる場所を移動させたり、注意をそらしたり、強く抱きしめたり、慰めようとして近づきすぎたり遠ざかりすぎたりしないようにしよう。子どもが外界へ注意を向けはじめたら、それに注目する。定位反応は、完了の合図である。

最後に、子どもの感情的な反応をケアする。子どもが安全で落ち着いているようにみえたら、何が起きたかを話してもらったり、事件を再演したりする時間を設ける。落ち着く前に事故の詳細を尋ねるのは避けるべきだが、落ち着いたあとであればよい。まず、子どもに何が起こったかを話してもらうことから始める。子どもは、怒り、恐怖、悲しみ、恥ずかしさ、罪悪感などを抱いているかもしれない。あなたや、あなたの知り合いも同じような事故に遭ったりしたことがあり、同じような感じを抱いたことがあることを子どもに話してあげよう。これは、子どもが感じていることを

「正常化」するのに役立つ。子どもが感じていることはどんなことでも正当なものであり、注意を払う価値があることを伝える。これらの応急処置をしている間は、自分を信じるようにしよう。自分が「正しくできているか」については、あまりこだわらないようにしよう。

トラウマは、生きていれば多かれ少なかれ遭遇するもので、人生の一部といってもよい。しかし、トラウマは癒すことができる。トラウマは、中断されたプロセスであり、可能なかぎり自ら完了しようとする自然な傾向がある。もしあなたがその機会を作れば、あなたの子どもはこのプロセスを完了し、トラウマによって消耗してしまうことを避けることができる。

トラウマ反応を解決する

癒しの機会を作ることとは、新しい国の習慣を学ぶことに似ている。決して難しいことではなく、ただ違うだけなのである。そのためには、あなたとあなたの子どもが、思考や感情の領域から、もっと基本的な身体感覚の領域へとシフトする必要がある。物事がどのように感じられ、身体がどのように反応しているかに注意を払うことが第一の課題である。つまり、癒しの機会は感覚を中心に展開しているのである。

トラウマを抱えた子どもが内的感覚とのつながりを保っている場合は、爬虫類脳の中核からの衝動に気づくことができる。その結果、子どもは微妙な変化や反応に気づく可能性が高く、それらはすべて、余分なエネルギーを放出し、それまでブロックされていた感情や反応を完了させることができる。このような変化や反応に気づくことで、その効果を高めることができる。

たとえば、内部で岩のように感じていたものが、突然、温かい液体に溶けていくように感じることもある。このような変化は、解釈することなく、ただあるがままに観察しているときに最も効果を発揮する。このとき、その変化に意味を持たせたり、物語を語ったりすると、子どもの知覚がより進化した脳の部分に移行してしまい、爬虫類脳の中核との直接的なつながりが壊れてしまうことがある。

感覚とともに現れる身体反応には、不随意的な震えや、泣くことなどがある。身体は、ゆっくりと、ある特定の方法で動きたいと思うかもしれない。このような反応が、「強くなりたい（大人のようにふるまいたい、勇気があると思われたい）」「普通にふるまいたい」「慣れ親しんだ感情を守りたい」という思い込みによって抑制されたり、中断されたりすると、蓄積されたエネルギーを効果的に放出することができなくなる。

もうひとつ、爬虫類脳の中核から生み出される体験の中でも大切なのは、リズムとタイミングである。考えてみてほしい。野生のものはすべて、自然界の周期に従って生きている。季節は巡り、月は満ち欠けし、潮は満ち引きし、太陽は昇り、沈む。動物たちは、自然のリズムに従って、交尾、出産、摂食、狩猟、睡眠、冬眠などを行う。自然の振り子の動きに従っているのだ。したがって、トラウマを自然な形で解決するための反応も同様である。

人間にとって、このリズムは二つの難題をはらんでいる。まず、自然のリズムは、私たちが慣れ親しんできたリズムよりも、はるかに遅いペースで動いていることである。第二に、私たちはそれをコントロールできない。癒しのサイクルは、ただ開放され、観察され、検証されるだけであり、評価したり、操作したり、急がせたり、変更したりすることはできない。必要な時間と注意が与えられたとき、癒しのサイクルはその使命を全うすることができるのである。

本能的な反応が起こるのを許すことができたら、子どもは少なくとも一回はそのような自然のサイクルを完了させることができるだろう。それが完了したら、次はどうすればいいのだろうか？子どもの声に耳を傾けてみよう。トラウマを抱えた子どもは、思考回路を働かせることなく、感覚モードにとどまったまま、解放と開放を感じ、再び外界に注意を向ける。子どもがこうした変化を起こしたことを感じ取ったとき、癒しが起こったことを知るのである。

トラウマ反応を解決するメリットは、後年、トラウマ反応が現れてくるのを防ぐことができるだけではない。トラウマを解決することで、脅威となる状況をよりスムーズに乗り越える能力が育まれるのだ。つまり、ストレスに対する自然な回復力が生まれるのである。ストレスを被っても、そこから抜け出ることに熟達している神経系は、ストレスが蓄積されていたり、継続的な負担を強いられたりしている神経系よりも、健康的である。本能的な反応に耳を傾けることを奨励された子どもたちは、生涯にわたる健康と活力という賜物を手に入れることができるのである。

子どもがトラウマを被ったかどうか、どうすればわかるか

もしあなたの子どもが、恐怖を感じるような出来事や、特に麻酔を伴う医療処置の直後に、異常

な行動を示しているとしたら、あなたの子どもはトラウマを抱えているかもしれない。おもちゃの車を人形に何度もぶつけるといった反復強迫的な行動がみられたら、それはトラウマとなった出来事に対する未解決の反応であることはほぼ間違いない。ちなみに、子どものこうした行為は、トラウマを文字どおり再演している場合もあれば、そうでない場合もある。トラウマ的ストレスの徴候には、他にも次のようなものがある。

1. 執拗な支配的行動
2. 指しゃぶりなどの退行
3. かんしゃくや、制御不能の怒りの発作
4. 多動
5. ちょっとしたことでも驚愕反応を示す
6. 夜驚症、悪夢を繰り返し見る、寝ている間に暴れる、夜尿
7. 学校での集中力欠如、健忘症
8. 過度の闘争心や内気さ、引っ込み思案、怯え
9. 親などに過度にまとわりつく
10. 腹痛や頭痛など、原因不明の不調がある

普段とは違う行動が、本当にトラウマ反応なのかどうかを確かめるには、その恐ろしかった出来

事を話してみて、子どもがどう反応するかをみてみよう。トラウマを抱えた子どもは、その素因となった出来事を思い出したがらないかもしれないし、逆に、一度思い出したら、興奮したり恐怖を示したりして、その話がやめられなくなるかもしれない。

トラウマの影響は、あとになって現れることもある。子どもたちが異常な行動パターンを卒・業・したようにみえても、必ずしもこうした異常な行動を生み出したエネルギーを放出したとはかぎらない。トラウマ的な反応が何年も隠れているのは、成熟した神経系が過剰なエネルギーをコントロールすることができるからである。子どもに、何年か前に異常な行動を引き起こした怖い出来事を思い出させることで、トラウマの痕跡を呼び起こすことができるかもしれない。

トラウマとなった症状が再び現れることを心配する必要はない。生理的なプロセスは、原始的なものであるため、自然な治癒を促すような介入によく反応する。子どもたちは、トラウマ的な反応の癒しを体験することを、進んで受け入れてくれる。あなたの仕事は、そのための機会を提供することである。

ある症例——サミー

比較的よくある出来事がうまく処理されなかった例として、サミーの症例をあげよう。

サミーは週末、祖母と義理の祖父とともに田舎で過ごしている。私は、客としてそこに滞在していた。サミーは、どうしようもない暴君であった。彼は新しい環境を容赦なく攻撃的にコントロールしようとした。寝ているときは、まるで布団と格闘しているかのように寝返りを打った。ここまでは、両親がたまに週末に留守にしたときの二歳半の子どもの行動としては、あってもおかしくない行動だ。しかしサミーは、祖父母の家が大好きで、祖父母にとってはこうしたサミーの行動が極端にみえたようだ。

祖父母の話によると、サミーは六か月前に高い子ども用の椅子から落ちて、あごをケガしたそうだ。サミーはあごから大量に出血し、地元の救急病院に運ばれた。看護師が体温と血圧を測ろうとしたところ、サミーは怖がって抵抗し、バイタルサインを記録することができなかった。その後、二歳のサミーは「小児用パプース」（フラップとマジックテープの付いた板）に拘束され、胴体と脚を固定された。動かせるのは頭と首だけで、当然ながら、サミーは力のかぎり抵抗した。そこで医師たちは、あごを縫合処置するために、さらに強くサミーを拘束した。

この恐ろしい体験のあと、両親はサミーをハンバーガーショップに連れて行き、その後公園に連れて行った。サミーの母親はとても注意深く、サミーのつらい体験に寄り添い、やがてすべてが忘れられたように思えた。しかし、この出来事の直後から、サミーの横暴な態度が始まった。サミーの過剰な支配的行動は、このトラウマからくる無力感に関係しているのだろうか？

サミーはこれまでにも何度か、さまざまなケガで救急病院に運ばれたことがあったが、これほどの恐怖とパニックを見せたことはなかった。両親が戻ってきたとき、私たちは、この最近の体験に関するトラウマが残っていないかどうかを調べることにした。

私たちは全員、私が滞在していたログハウスに集合した。サミーは、自分が子ども椅子から落ちたことや病院での体験については、話したがらなかった。両親、祖父母、そしてサミーが見守る中、私はプーさんのぬいぐるみを椅子の上にわざと不安定に座らせた。プーさんは椅子から落ちて、病院に運ばれることになった。サミーは悲鳴をあげてドアに駆け寄り、ログハウスを出ると、歩道橋を渡って小川に続く細い道を走っていった。私たちの疑念は確信に変わった。サミーの病院での体験は、無害でも忘れ去られたのでもなかった。サミーの様子は、このゲームがサミーを圧倒してしまうかもしれないことを示唆していた。

サミーは両親によって小川から連れ戻された。サミーは必死で母親にしがみついた。私たちは次のゲームの準備をしながら、サミーに「みんなでプーさんを守ろうね」と言って安心させた。サミーは、今度は私の寝室に逃げ込んだ。私たちはサミーのあとを追って寝室に入り、次に何が起こるか待った。サミーはベッドに駆け寄り、両腕でベッドを叩きながら、期待に満ちた表情で私を見ていた。私は、これをサミーからの「先に進んで」という合図だと解釈した。私はプーさんに毛布をかけ、サミーはその隣に座った。「サミー、みんなでプーさんを助けよう」と私は言った。私はプーさんを毛布の上から押さえつけ、全員に助けを求めた。サミーは興味深げに見ていたが、すぐに立ち上がって母親のもとに駆け寄った。そして、「ママ、怖いよ」と言った。私たちはサミーに無理強いするのはやめ、サミーがまたゲームをする気になるまで待った。今度は祖母とプーさんが、一緒に毛布の上から押さえつけられていた。サミーは積極的に彼らを救出した。プーさんが解放されると、サミーは恐怖の中でさらに母親に強くしがみついた。しかし同時に、興奮と勝利と誇りの感覚が高まった彼は、得意気だった。その次に母親に向かって走っていったときは、それほど強くしがみつかず、興奮して跳ね回った。私たちは、サミーが再び遊べるようになるまで待った。サミー以外のみんなは、プーさんと一緒に順番に救出された。救出されるたびに、サミーの毛布を引き剝がす勢いは増していった。

サミーがプーさんと一緒に毛布の下に入る番になったとき、サミーは非常に動揺して怖がり、何度も母親の腕の中に逃げ込んだが、究極の挑戦を受け入れる決断をした。サミーは勇敢にもプーさんと一緒に毛布の下に入り、私が上から毛布をそっと押さえた。サミーは一瞬恐怖で目を見開いた。そしてプーさんをつかんで毛布を押しのけ、母親の腕の中に飛び込んだ。震えながら泣いており、「ママ、ここから出して！　ママ、これを取って」と叫んだ。父親は驚いて言った。この言葉はサミーが病院でパプースに拘束されているときに叫んだ言葉と同じだったそうだ。二歳そこそこで、これほどまでにはっきりとした要求をする息子に、父親は驚いたという。

私たちは、さらに何度も脱出を繰り返した。そのたびに、サミーはより力強く、より勝利感あふれる様子になった。恐る恐る母親のところに走っていくのではなく、興奮して飛び跳ねたりしていた。脱出が成功するたびに、私たちはみんなで拍手をして踊り、「サミー、サミー、プーさんを助けたよ」と歓声をあげた。二歳半のサミーは、数か月前に打ちのめされた体験から立ち直り、脱出能力をマスターしていった。

もし、私たちがサミーにこのような介入をしなければ、どうなっていたのだろうか。サミーはもっと不安で、多動で、支配的になっていただろうか？　トラウマが原因で、行動は制限され、適応性が低くなってしまっていただろうか？　数十年後にその出来事を再演したり、腹痛、片頭痛、不安発作などの原因不明の不可解な症状を発症したりしていただろうか？　明らかに、これらのシナリオはすべてあり得ることだが、今となっては検証することは不可能だ。子どものトラウマ体験が、いつ、どのように、あるいは別の形でその子の人生に侵入してくるかどうか、私たちにはわからないのである。

しかし、私たちは、予防することで、こうした不都合な可能性から子どもたちを守ることができる。そして、より自信に満ち自由な大人へと成長するのを助けることができるのである。

トラウマ的遊び、再演、再交渉

トラウマ的遊び、トラウマの再演、そしてサミーのようなトラウマへの再交渉の取り組みの違いを理解することは重要である。トラウマを抱えた大人は、何らかの形で、少なくとも無意識のうちに元のトラウマと同じような出来事を再演することがよくある。同様に、子どもたちも遊びの中でトラウマ的出来事を演じようとする。子どもたちは、自分の行動の背後にある意味を意識していないかもしれないが、元のトラウマに関連する感情によって、それを再演することに深く駆り立てられている。たとえトラウマについて話さなくても、トラウマ的遊びは、子どもがその出来事について語る一つの方法なのである。

レノア・テアは、『恐怖に凍てつく叫び』[13]の中で、三歳半のローレンがおもちゃの車で遊んでいるときの様子と反応を描いている。ローレンは、二台のレーシングカーを指人形に向かって走らせながら、「車がみんなの上を走っているの」と言う。「車のとんがったところがみんなに向いていて、みんな怖がっているの。とがったところがお腹や口に入ってくるの（ローレンは自分のスカートを指さす）。お腹が痛い。もう遊びたくない」。ローレンは、この恐怖の身体的症状が唐突に現れると、遊びをやめる。これは典型的な反応である。ローレンは同じ遊びを何度も繰り返し、そのたびにお腹が痛くなるという恐怖が湧き上がってきて中断する。心理学者の中には、ローレンはトラウマになった状況をコントロールするために、遊びを利用しているのだという人もいる。彼女の遊びは、成人の恐怖症克服のために日常的に行われる暴露療法に似ている。しかし、このような遊びは、たとえ究極的には子どもを癒すことができたとしても、子どもの苦痛を癒すのには非常に時間がかかるとテアは指摘する。ほとんどの場合、こうした遊びは解放に向かうことなく、強迫的に繰り返される。トラウマ体験の再演やカタルシスによる追体験が大人のトラウマを強化するのと同じように、未解決のまま繰り返されるトラウマ的遊びは、トラウマの影響を強化する可能性がある。

サミーにみられるように、トラウマ的な体験に対する再取り組みや再交渉は、トラウマを繰り返す遊びや再演とは根本的に異なるプロセスを示している。多くの子どもは、介入を受けないかぎり、遊びが引き起こすトラウマ的な感情を避けようとする。しかし、サミーは私の誘導を受けながら、徐々に恐怖を克服し、「自分の感情を感じつくす」ことができるようになった。サミーの場合は、段階的にトラウマとなる出来事に対して再交渉し、プーさんを助けるという設定を利用しながら、勝利者、そしてヒーローとしての在り方を実現することができた。勝利しヒーローとなる感覚は、ほとんどの場合、トラウマ的出来事の再交渉が成功したことを示す。

子どものトラウマ再交渉のための原則

サミーの体験を参考にしながら、次のようにトラウマの再交渉の原則を検討する。

1．遊びのペースは子どもに任せる

プーさんが椅子から落ちると、サミーは部屋から飛び出した。この新しいゲームは強い活性化を伴うもので、サミーはゲームに参加する準備がまだできていないことを、はっきりと私たちに知らせてくれた。サミーがゲームを続けるためには、両親に救出され、慰められ、その場に戻される必要があった。私たちは、サミーに「プーさんを守るために、私たちがそばにいる」と言い聞かせる必要があった。このようにして、サミーがゲームを継続できる状態に近づけていった。

このプロセスを何回か繰り返すと、サミーは玄関から飛び出さずに、私の寝室に逃げ込んだ。これは、サミーがそれほど怖がっていないこと、そして私たちのサポートがあるのを信頼していることを示している。子どもは、続けたいかどうかを言葉では伝えてくれないかもしれない。したがって、彼らの行動や反応からヒントを得る必要がある。子どもたちの意思と、子どもたちが選んだコミュニケーション手段を尊重することが大切だ。子どもに、彼らの意思や能力以上のことを強要してはいけない。恐怖心や、呼吸の乱れ、身体の硬直や、意識が朦朧とし、解離するような様子が見られたら、プロセスを遅らせる。こうした反応が起きたとしても、あなたがそばにいることを子どもに伝えながら、静かに忍耐強く待てば、それは解消されるだろう。通常は、子どもの目や呼吸に

注目すれば、いつゲームを再開できるかわかる。サミーの物語をもう一度読んで、ゲームを続けるという決断を示した場面に注目してほしい。ここにあげたものの他に、三つの明示的なポイントがあることがわかるだろう。

2. 不安、恐怖、興奮を区別する

トラウマの遊びの中で、子どもが不安や恐怖を長い時間体験することは、トラウマを克服する助けにはならない。ほとんどの子どもは、それを避けるために行動を起こす。そのときは、そうさせてあげるとよい。同時に、それが回避なのか逃走なのかを見極めることが大切だ。サミーが小川を駆け下りたとき、彼は回避行動を示していた。トラウマ反応を解消するためには、サミーは感情に流されて行動するのではなく、自分の行動をコントロールできていると感じる必要があった。回避行動は、不安や恐怖が子どもを圧倒しようとするときに起こる。この行動には、通常、泣く、怯えた目をする、叫び声をあげるといった感情的苦痛の徴候が伴う。一方、積極的逃走は、爽快感がある。子どもは小さな勝利に興奮し、しばしば輝くような笑顔を見せたり、手を叩いたり、心から笑ったりして喜びを表す。これは、回避行動とは大きく異なる反応である。

興奮は、子どもが元の体験に付随する感情をうまく解放した証拠である。これはポジティブで、望ましく、必要なことである。トラウマは、耐えがたい感情や感覚を、扱いやすいものに変えることで変容する。これは、トラウマ反応を引き起こした活性化に近いレベルの活性化でしか起こりえない。子どもが興奮しているようであれば、それを認めて、私たちがサミーと一緒に手拍子をして踊ったときのように、喜びの表現を続けさせるとよいだろう。一方、子どもが怖がったり、怯えたりしているなら、安心させてやる必要がある。この時点ではそれ以上の動きを促さないようにする。その場にいて、注意を払い、サポートし、安心させ、恐怖がやわらぐまで辛抱強く待つのである。

3．一歩一歩、少しずつ進む

トラウマ的な出来事に再交渉する際に、遅すぎるということはない。トラウマ的な遊びは、その性質上、反復的なものである。この繰り返すという特徴を利用するのだ。再交渉とトラウマ的遊びの決定的な違いは、再交渉では、子どもの反応や行動に少しずつ違いが生まれることである。サミーがドアの外からではなく、寝室に逃げ込んだとき、彼はそれまでとは違う行動を見せた。繰り返す中で子どもの反応が少しでも変わっていれば、つまり、より興奮し、より話し、より自発的に動くようになっていれば、子どもはトラウマを乗り越えつつあるのである。もし子どもの反応が、拡大や多様性へと向かうのではなく、狭窄や繰り返しの方向に進んでいるようであれば、再交渉のやり方が強すぎ、子どもが一度に達成できるレベルを超えているのかもしれない。それでも解決しないようなら、この章を読み直して、あなたが演じている役割と子どもの反応をもっとよく観察してみよう。

私たちは、サミーにプーさんと一緒にゲームをするよう、少なくとも一〇回ほど働きかけた。サミーは、トラウマ的な反応にかなり早く再交渉することができた。別の子どもなら、もっと時間がかかるかもしれない。同じことの繰り返しにみえることを、何回やらなければならないかを気にする必要はない。子どもが反応しているのであれば、心配せずにゲームを楽しむとよいだろう。

4．忍耐強く子どもを受け止める器《コンテナー》になる

自然はあなたの味方であることを忘れないでほしい。大人にとって、子どものトラウマ的な出来事の再交渉で、最も困難かつ重要なのは、「きっとすべてうまくいく」という自分自身の信念を維持することだろう。この感覚は、あなたの内側から生まれ、子どもに投影される。それは、子どもを信頼感で包み込む器《コンテナー》となるのである。あなたが子どものトラウマに再交渉しようとしているのに、子どもが抵抗を示す場合、これは特に難しいかもしれない。忍耐強く、子どもを安心させてあげることだ。子どもは、基本的にはトラウマ的な体験をやり直したいと思っている。あなたがすべきことは、トラウマを克服したいと思っている子どもの心の声が、自己主張するのを待つことである。もしあなたが、本当に子どものトラウマを変容させることができるかどうか、強い不安を感じているなら、意図せずして、子どもに相反するメッセージを送ってしまうかもしれない。自分自身のトラウマが解消されていない大人は、特にこの罠にはまりやすい。自分に未解決のトラウマがあるがために、子どもを苦しめてはいけない。そのようなときは、子どものトラウマ解放は他の人に任せて、まず自分がサポートを受けるようにするとよいだろう。

5．子どもが遊びから何も利益を得られていないと感じたら中止する

サミーは一回のセッションで自分のトラウマ的体験に対して再交渉することができたが、すべて

の子どもがそうなるわけではない。数回のセッションが必要な子どももいる。何度試みても、子どもが収縮したままで、勝利と喜びに向かっていかないような場合は、無理に問題を解決しようとしないほうがよい。このような場合は、資格を持った専門家に相談するとよいだろう。

子どものトラウマを癒すことは、非常に重要かつ複雑な問題である。そのため、私は今、このテーマだけに特化した本を執筆している。親や教師、セラピストが活用できる詳細な情報を盛り込む予定だ〔ラヴィーン&クライン『新訳版　子どものトラウマ・セラピー』〕。

神話的な王を求め、神秘的なものだけを求めて雲を登ろうとするものに呪いあれ
神話は、肉体を魂と対等なものとして認めようとしない心に訴えかける
私は、心のもっと下の、ずっと下のほうに下っていき、
イグアナの声を聞く方法を学んでいなかった　——ジュディ・メイハン「イグアナの歌」

エピローグ　三つの脳、一つの心

トラウマを探求する中で、私たちは爬虫類脳の核に存在する原初的なエネルギーについて学んだ。私たちは爬虫類ではないが、爬虫類と哺乳類の両方の遺産にアクセスできなければ、完全に人間らしく生きることはできない。私たちの人間性を完全な形で活かしきるには、三位一体の脳の機能を統合する能力を獲得する必要がある。

トラウマを解決するためには、本能、感情、理性的思考の間を流動的に行き来することを学ばなければならないことがわかる。この三つの源が調和し、感覚、感情、認知を伝えあうことで、私たちの有機的心身は本来の機能を発揮することができる。

身体感覚を識別し、接触することを学ぶことで、私たちは本能的な爬虫類のルーツを理解しはじめる。本能それ自体は、単なる反応にすぎない。しかし、その反応が哺乳類の感覚脳と人間の認知能力によって統合され、組織的に拡張されたとき、私たちは進化の遺産を完全に生ききることができるのである。

私たちの脳は、現代人の脳が認知的であるのと同じように、生き残りだけに特化した部位ではない。本能は、私たちが何者であるかという重要な情報を持っている。本能は、戦うべきとき、逃げるべきとき、凍りつくべきときを教えてくれるだけでなく、私たちが自分の身体に属していることを教えてくれるのである。「私は私である」という感覚は、本能的なものである。哺乳類の脳は、この感覚を「私たちは私たちである」と捉える。つまり「私たちはともにここに属している」と拡大解釈するのだ。さらに、人間の脳は、物質的な世界を超えた内省とつながりの感覚を加えてくれるのである。

本能や感情との明確なつながりがなければ、この地球や家族などとのつながりや帰属意識を感じることはできないだろう。

ここに、トラウマの根源がある。自分の居場所という感覚から切り離されることで、私たちの感情は孤独な空白の中で彷徨することになる。そして、理性的な心は、つながりではなく、断絶に基づく幻想を作り上げる。このような幻想は、私たちを競争や戦争に駆り立て、互いに不信感を抱かせ、生命に対する自然な敬意を損なわせる。万物とのつながりを感じなければ、簡単にそれらを破壊したり無視したりすることができてしまう。人間は本来、協力的で愛情深い存在である。私たちはともに生きることを楽しむ。しかし、脳が完全に統合されていなければ、私たちは自分自身に関するこれらのことを知ることはできない。

トラウマを癒す過程で、私たちは三位一体の脳を統合する。そうすることで起こる変容は、私たちの進化を成就させる。私たちは完全に人間的な動物になり、本来持っている能力をすべて発揮することができるようになる。私たちは、勇猛果敢な戦士でもあり、慈愛に満ちた、養い育てる者でもある。そして、私たちはその間にあるすべてのものなのである。

謝辞

私の両親、モリスとヘレンへ。私の仕事の表現媒体である生命という贈り物をくれたこと、二人がたゆみなく完全な無条件のサポートを与えてくれたことに感謝する。愛犬のパウンサーは、忠実な相棒であると同時に、動物界への導き役でもある。一七歳になった今も肉体がもたらす生きることの喜びを私に教えてくれている。

ニコラス・ティンバーゲン、コンラート・ローレンツ、H・フォン・ホルスト、パウル・ライハウゼン、アイブル・エルベスフェルトなど、多くの動物学者たちへ。人間という動物に対する自然主義的視点、科学的著作、私信、そして励ましをいただいたことに感謝する。

私は、ヴィルヘルム・ライヒの遺産に深く感謝している。素朴な知恵と思いやりの心を持ったフィリップ・カークルートを通して、私はライヒのエネルギーへの洞察を知ることになった。

リチャード・オルニーとリチャード・プライスへ。彼らは、私が自己受容についてごくわずかしか理解していなかったということを教えてくれた。そして、アイダ・ロルフへ。彼女は、私が科学者およびセラピストとしてのアイデンティティを形成するためのインスピレーションを与えてくれた。ヴァージニア・ジョンソン博士へ。変性意識状態について重要な情報を提示してくれたことに感謝する。

そして私の理論的な師たち。神経生理学的な考え方を教えてくれたエルンスト・ゲルホーン。「身体と心の未分化であり統合された一体」という私のビジョンを固めてくれたアクター・アーセン。

多くの友人、特にエイミー・グレイビールとロリン・ヘイガーに感謝する。ガイ・コヒリーチからは、情熱的で見事な動物画の使用を快く許可していただいたことを感謝する。

最後に、メデューサやペルセウスをはじめとする身体的無意識の強力なパワーが、私の元型のフィールドに情報を与えてくれたことに、謹んで感謝する。

訳者あとがき

私が原書である“*Waking the Tiger*”と出会ったのは、今から二〇年ほど前である。アメリカで性格心理学「エニアグラム」を学んでいたときに、その指導者の一人から「テレサ（花丘の愛称）は、トラウマがあるから、ラヴィーン博士の“*Waking the Tiger*”を読んだほうがいい」と勧められた。そのときは「トラウマ」という言葉の意味もよくわからず、何か恐ろしい感じがした。それでもひとまず、原書を取り寄せてはみたが、自分の内面の恐ろしいことに直面するのもイヤだと思い、手に取れないでいた。取り寄せた原書は書棚に並べておいたが、その書棚の横を通るときは、その本が目に入らないように顔を背けていた。その翌年、また別のエニアグラムの指導者から同じことを勧められた。原書は一九九七年に出版されているが、私がアメリカの行く先々でこの本を勧められたということを考えると、出版直後から、心理に関わる人たちに大きな影響を与えていたことが推測される。それから二〇年後に、私がその本の新訳を手がけることになるとは、不思議なめぐりあわせである。

私はそのとき、そのセラピストからソマティック・エクスペリエンシング®のセッションを受け、「これはすごい可能性を秘めた技法だ」と直感した。会話をベースとして、悩みを聞いてもらうカウンセリングとは異なり、身体に大きな反応が起きるのを体験した。それは、今まで感じたことのないものであり、そこから、自分の気分や体調が良いほうに大きく変化していった。衝撃を受けた私は、帰国してすぐに“*Waking the Tiger*”を読み始めた。そして、ある意味、拍子抜けした。「怖い、怖い」と思っていたトラウマの本は、まったく怖くなかった。それどころか、私が体験してきたことが、見事に整理してあった。「そういうことだったのか」と納得したものである。さらに、「こうすれば元気を取り戻せる」という道筋も、明確に示されていた。私は魅了され、SE™プラクティショナーの養成コースを受講し、さらには、指導者について世界各地のトレーニングでアシスタントとして研鑽を積み、教授陣からの推挙を受けて、日本で初めての、SE™ファカルティとなるに至った。私がSE™という良い知らせを多くの人に伝えたいという原動力は、「自分が元気になれたから」というシンプルな、しかし強烈な体験に基づいている。そして私は、三〇年以上積み重ねてきた科学技術専門の英語同時通訳者としてのキャリアに別れを告げ、トラウマセラピストになった。

トラウマを負う人たちと触れると、多くの人が、「あの体験さえなかったら、自分の人生はまったく変わっていたはずだ」「もっと幸せになれたはずだ」という。そう思うのも、大変もっともなことである。私もセッションにおいて彼らの痛みをともに感じているので、こうした思いを否定することなど到底できない。しかし、ラヴィーン博士は、また別の視点を私たちに提供してくれる。博士は、「トラウマが残酷で懲罰的なメデューサのように私たちを石に変えてしまうか、それとも、広大な未知の道を案内してくれる霊的な師になるかを決めるのは、トラウマとなった出来事に対する私たちの反応なのである」「トラウマは、解放されたとき、より大いなるものからの祝福となるのだ」と述べている。

トラウマを負うと、往々にして人生が変わってしまうことは、避けがたい事実であるようだ。しかし、打ち負かされ、凍りついた状態で生きる必要はなく、トラウマを解放して、新しい人生を生きることもできると博士は述べている。トラウマの苦しみにのたうち回る人に向かって、「過去をなかったことにはできない」と言うことは、非情にも思える。しかし、幸いにも、日本でも大勢のSE™プラクティショナーが誕生しており、その解放のプロセスに丁寧に寄り添ってくれる伴走者がいる。ぜひ出会っていただきたいと思う。まず身体に変容が起き、意識と意味に変容が起き、そして、自己像と世界観が変容していくプロセスは、荘厳なものである。今まで到達できると思っていた以上の高みに、登っていくことができるのだ。

また、ソマティックなアプローチは、認知からのアプローチを否定するものではない。むしろ、ソマティックな側面と認知的側面を、織物のように縦横無尽にデザインしていくことは、アートである。今後、どうしたらトラウマを抱える人たちの恐怖をやわらげ、セラピーへと意識を向けてもらえるか、そこが、私が取り組んでいく必要のある課題である。さらに、トラウマ療法が適切に認められて、保険適用されるなど、よりアクセスしやすいものになっていくことも切に望まれる。自己防衛反応が凍りつきの中で未完了になっていると、完了させたいという衝動に悩まされる。理由はわからないが、自他を害したいという衝動が生まることもあるし、復讐心を抱くに至ることもある。幼少期に受けた心の傷から、後に犯罪に至ることもある。トラウマ、そして傷つき体験の解放は、個人の幸福の追求を可能なものとし、社会の安全を保障し、人類存続を確実なものとするためには欠かすことができない。争いの根を断つには、トラウマを癒すしかないと思う。そういったことからも、博士がたぐいまれな慧眼によって、ソマティック・エクスペリエンシング®を世に生み出してくれたことは、大きな祝福である。心から感謝したい。

本書の新訳にあたっては、SE™ジャパンの仲間、SE™に関わるすべての人に感謝する。これからも、ともに歩み、笑い、発見し、感動の絶えない明るいコミュニティにしていきたい。また、苦しみの中にあっても、驚異的な精神力でセッションに通ってくるクライアントさんたちにも感謝したい。さらに、いつもながら、書籍の意味を深く読み取り、一言一句に至るまで、もっと適切な訳はないかと絶えず探求し、たゆまぬ働きを見せてくださる、春秋社編集者の手島朋子氏に感謝する。最後に、つねに私を見守り、気づかい、支えてくれるパートナーの山田岳氏、いつも喜びを与えてくれる娘に感謝する。

二〇二三年一二月吉日

花丘ちぐさ

――本書は、『心と身体をつなぐトラウマセラピー』（雲母書房、二〇〇八年）として刊行された書の新訳版である。

索引

※項目（見出し語）は当該頁で言及される主題を示し、項目どおりの表現が見られるとは限らない。

あ

アーセン, アクター　252, 255, 288
悪夢　25, 29, 182, 183, 307
生き残り戦略　18, 117-119, 212
イメージ　→記憶も参照
　──による有機体のコミュニケーション　98
　侵入的──　169, 182
癒し　→ソマティック・エクスペリエンシング®、変容も参照
　──と欲求　264-265
　──の渦　241-243, 246-247, 263
　──の自然なプロセス　40
　──の必要性を認める　75-76
　コミュニティの──　278-279
　シャーマン的な──　69-73
　トラウマの──　46-17, 138-153, 239-240
ヴァン・デア・コーク, ベッセル　53, 221-222
ヴェドー, エルビョルグ　277
内気さ（過度の）　184, 307
うつ　53, 71, 184
馬のシンボル　80-81
上の空になる　175　→解離も参照
エーデルマン, ジェラルド　252
エクササイズ
　解離の──　172-174
　覚醒の──　160-163, 165-166
　皮膚感覚を取り戻す──　76-77
　フェルトセンスの──　83-84, 90-92, 93-96
エネルギー
　──の解放　22-24
　人間における残滓──　22-24, 137-138
エリアーデ, ミルチャ（ミルチア）　70, 71

か

回避行動　183, 186-187
解離　169-176, 181
解離性自己同一性障害　170
過覚醒　165-167, 181, 192-193
覚醒
　──のサイクル　157-163
　──の徴候　158
　記憶と──　256-260
　恐怖と結びついた──　158
　エクササイズ　160-163, 165-166
カタルシス　9
過度の警戒
　──の影響　197-199
　──の例　194-196
　過覚醒と──　192-193
　収縮と──　168, 169
　動物における──　97
過敏性
　音に対する──　182-183
　光に対する──　182-183
感覚
　──の喪失　76
　──を説明する　98
　爬虫類脳の言語としての──　107-108
　フェルトセンスと──　99-101
感情
　記憶と──　256-257
　大脳辺縁系と──　109-110
　否定的な──に対する恐れ　187-188
　フェルトセンスと──　85-86
記憶

——が果たす役割　250-251
——の実験　253-256
——の性質　252-253
——の創造　258-259
「偽りの」——　96-97, 98-99, 258-261
覚醒と——　256-260
感情と——　256-257
顕在——と潜在——　251
記憶喪失　183, 184, 203
帰還兵
——の間でのトラウマ蔓延　52
再演と——　220-222
トラウマ的カプリングと——　200-201
危険
——な状況に引きつけられる　183
——に対処する個人の能力　60-62
——に対する反応　19-22, 113-116, 179-180, 257-258
気づきの決定的な役割　223
気分変調　182, 183, 184
恐怖
——と結びついた覚醒　158
否定的な感情に対する——　187-188
不動の——　19, 125-127
恐怖症　33, 53, 182
ギリガン, ジェームズ　218
儀礼的行動　271-273
グレイ, ウィリアム　256
グローアー, ピエール　256
ケースヒストリーと例
帰還兵による武装強盗　220-222
グラディス（否認）　204-206
ケリー（再演）　230-232
サミー（子ども時代のトラウマ）　308-312
ジェシカ（再演）　231-232
ジャック（再演）　224-225
ジョー（事故後の回復）　292-296
ジョニー（トラウマの遅延反応）　297-298
タイヤー夫人（小説『体感温度』）　194-196
チャウチラ・カリフォルニア州（誘拐）　28-31
ナンシー（パニック発作）　29-35
マーガレット（性的虐待）　243-247, 249-250
マックス・クライン（映画『フィアレス　恐怖の向こう側』）　237-238, 239
マリウス（トラウマの癒し）　138-152, 249-250
月経前症候群　175, 184, 203
健忘症　183, 184, 307　→記憶喪失も参照
攻撃性
動物の——　271-272
人間の——　272-273
行動化　215-218, 226　→再演も参照
凍りつき反応　⇒不動反応を参照
ゴールマン, ダニエル　44-45
子ども
——が作り出すイメージ　99
——と解離　171-172
——の医療処置　62-66, 299-300
——の再演　312-313
——の再交渉　314-318
——のトラウマ解決　304-306
——のトラウマ予防　300-304
——のトラウマを認識する　29-30, 306-308
——を通じてのトラウマ変容　276-279
成長過程の影響　276-277
トラウマの影響　206-207, 275-276
トラウマの被りやすさ　58-59
子ども（児童）虐待　52, 55, 58　→性的虐待も参照
コミュニティのサポート　72-73

さ

再演

――と再交渉　227-229, 247-250
――の定義　208
――のメカニズム　211-220
――の例　220-223, 224-225, 230-232
家族史を通じた――　230-232
子どもの――　312-313
性的虐待の――　211, 223
戦争と――　273-275
再交渉
――と再演　227-229, 247-250
――の定義　218-219, 228, 241, 243
――の要素　150-153
――の例　145-148, 245-247
子どもの――　314-318
ソマティック・エクスペリエンシングと――　148-150
サヴァイヴァー
――が予期すること　206-208
――の誇り　262
自己を――であると見なすことの問題　40
サックス, オリバー　42-43
ジェンドリン, ユージン　81
事故
――後の癒しの例　292-296
――後の感情面での応急処置　285-296
――後のトラウマの遅延反応　297-300
――と再演　223
自然災害
――における動物の行動　73
――によるトラウマ　53
シャーマン的癒し　69-73
収縮　167-169, 181
心身症　52-54, 184, 202-203, 223
身体の不調
解離と――　175-176
トラウマと――　202-203
死んだふり　⇒不動（凍りつき）反応を参照
ジンバルド, ポール　195
睡眠の問題　182, 183, 185
頭痛　175
ストックホルム症候群　30
ストレス
――に対処する能力のなさ　182, 183, 185, 186-187
妊娠、出産における――　21
精神疾患　53, 195
性行動の変化　183, 184
性的虐待
――の影響　70-71, 206-207
――のケースヒストリー　244
――の再演　211, 223
――の頻度　40, 52
トラウマ的カプリングと――　201
戦争
――と再演　274-275
――の原因　270, 273-275
――の後遺症の解決　276-281
ソマティック・エクスペリエンシング®
――における再交渉　148-150, 249
――の有効性　6
シャーマン的癒しと――　73-75
変容の手法としての――　188-189, 239

た

大脳新皮質　20, 124-125
大脳辺縁系（哺乳類脳）　20, 109-110
多動　182, 183, 307
チャウチラ・カリフォルニア州　28-31
剣のシンボル　80-81
テア, レノア　29, 312-313
定位反応　113-116, 192-193, 195
「闘争／逃走」戦略　117
同調
動物における――　110-111
人間における――　111-113
動物の行動
自然災害における――　73

人間に見られる―― 50-51
生き残り戦略 20, 117-118, 212
健康の基準としての動物 120-121
定位反応 113-116
動物の攻撃性 271-272
トラウマ反応 106-107
不動反応 17-18, 19-20, 41, 118-119, 128-129
震え 45, 119-120
トラウマ →癒し、再演、再交渉も参照
――の渦 241-243, 246-247, 258-259
――の影響 35-36
――の永続サイクル 135, 186-188
――の強烈さ 56-57
――の原因 21, 40-41, 49-50, 53-54, 62-66
――の衝撃 208
――の症状 49-50, 53-54, 180-185
――の遅延反応 297-300
――の定義 25-28, 240
――の認識 27-29
――の人による違い 30-31, 58-62
――の二つの顔 237-238
――の蔓延 52-54
――の四つの中核 164-178
――の予防 46
――の累積効果 130
――へのカタルシス的アプローチ 9-10
――への従来のアプローチ 4, 44
医療処置による―― 62-66, 70-72, 299-300
子どもの――解決 304-306
子どもの――認識 29-30, 306-308
子どもの――予防 300-304
社会的―― 269-281
ショック――と発達性―― 10-11
動物における―― 106-107
フロイトによる――の定義 240
トラウマ的遊び 312-313
トラウマ的カプリング 200-201
トラウマの応急処置(感情面)
大人のための―― 285-296
子どものための―― 297-318
トラウマの生存者 ⇒サヴァイヴァーを参照

な

泣く(頻繁に) 183, 184
脳
記憶と―― 253-255
三位一体―― 20, 321-323
爬虫類――20, 107-110
辺縁系(哺乳類――) 20, 109-110
新皮質 20, 124-125

は

ハーヴェイ, ナンシー 73
バークレイ, ボブ 29, 30-31, 34-35
配偶者虐待(ドメスティックバイオレンス) 52-53
爬虫類脳 20, 107-110
恥 218-220
パニック発作 31-33, 53, 169, 182
パブロフ, イワン 115
反応
定位―― 113-116, 192-193, 195
不動(凍りつき)―― 17-19, 33-34, 41-42, 117-119, 176-177, 193
反復強迫 193
飛行機事故 230-232, 237
人質の消極性 30
否認
――の例 204-206
解離と―― 175
トラウマと―― 54, 57, 203-204
皮膚感覚の喪失 76
病理 130-132
広場恐怖症 30
不安

原因不明の――　53-55
トラウマ的――　178, 201-202
トラウマ症状　169, 182, 207
『フィアレス』 230, 237-238, 239
フェルトセンス
――の定義　7, 81-83, 84-85
――の発達　87-97
――の変化する性質　84-87
感覚と――　99-101
感情と――　85-86
リズムと――　101-102
エクササイズ　83-84, 90-92, 93-96
復讐　219
不動(凍りつき)反応
――の過剰使用　128
――の死のような性質　128-129
――の定着　193
――の有効性　118-119
動物における――　17-18, 19-20, 41, 118-119, 128-129
トラウマの基盤としての――　123-124
人間における――　18-20, 32-33, 42, 124-130
無力感と――　176-177
フラッシュバック　169, 182, 214, 254
震え　45, 70, 120
プレスコット, ジェームズ　276
フロイト, ジークムント　220, 240
ベルクソン, アンリ　252
片頭痛　42-43, 203
ペンフィールド, ワイルダー　253-254
変容　→癒しも参照
――の生物学　136-137
――の力の克服　248-250
――の定義　235-236
――の内的性質　228-229
ソマティック・エクスペリエンシングを通じた――　239
暴力
――の原因　215-220
子育てと――　276
再演と――　213, 218-220
哺乳類脳　⇒大脳辺縁系を参照
本能　107-109

ま

麻痺　203
慢性疲労　184, 203
無力感　176-177, 181, 185, 199-200, 207
メデューサ
――・コンプレックス　21
――の伝説　79-81, 238
免疫系の問題　184

や

薬物乱用　188
薬物療法　45-46, 188
有機体
――に耳を澄ます　89-90
――のコミュニケーション方法　97-99
――の定義　7, 82

ら

ラシュレー, カール　254-255
リズム　101-102
ローゼンフィールド, イスラエル　252

参考文献

［1］Elain Pagels, *Gnostic Gospels*, Random House, 1979.〔エレーヌ・ペイゲルス『ナグ・ハマディ写本——初期キリスト教の正統と異端』荒井献、湯本和子訳、白水社、1996年〕

［2］Paul Shepard, *The Others: How Animals Made Us Human*, Island Press, 1996.

［3］American Psychiatric Association, *Diagnostic and Statistical Manual of Mental Disorders, DSM III, Revised Edition*, 1993.〔アメリカ精神医学会『精神疾患の診断・統計マニュアル第3版（改訂版）』医学書院。最新版は『DSM-5-TR 精神疾患の診断・統計マニュアル』医学書院、2023年〕

［4］Bessel van der Kolk, *Psychological Trauma*, American Psychiatric Press, 1987.〔ベッセル・A・ヴァンダーコーク編著『サイコロジカル・トラウマ』飛鳥井望、前田正治、元村直靖監訳、金剛出版、2004年〕

［5］Mircea Eliade, *Shamanism*, Princeton University Press, 2nd Printing, 1974.〔ミルチャ・エリアーデ『シャーマニズム——古代的エクスタシー技術』堀一郎訳、冬樹社、1974年〕

［6］Eugene Gendlin, *Focusing*, Bantam Books, 1981.〔ユージン・T・ジェンドリン『フォーカシング』村山正治訳、福村出版、1982年〕

［7］James Gilligan, *Violence*, Grosset-Putnam, 1996, p. 11.

［8］Tim Cahill, *Jaguars Ripped My Flesh: Adventure is a Risky Business*, Bantam Books, 1987.〔ティム・カーヒル『ちょっとジャングルへ』近藤純夫、松本剛史訳、冬樹社、1989年〕

［9］Freud, *Lectures, and Beyond the Pleasure Principle*, International Psycho-Analytic Press, 1922.

［10］Akhter Ahsen, *Basic Concepts in Eidetic Psychotherapy*, Brandon House, 1968.

［11］Wilder Penfield, *Mysteries of the Mind*, Princeton University Press, 1975.〔ワイルダー・ペンフィールド『脳と心の神秘』塚田裕三、山河宏訳、法政大学出版局、2011年〕

［12］James Prescott, *Body, Pleasure, and the Origins of Violence*, Futurist Magazine, April/May, 1975,Atomic Scientist, November, 1975.

［13］Lenore Terr, *Too Scared To Cry*, Basic Books, 1984.〔レノア・テア『恐怖に凍てつく叫び——トラウマが子どもに与える影響』西澤哲訳、金剛出版、2006年〕

■著者紹介

ピーター・A・ラヴィーン　*Peter A. Levine, PhD*

医学・生物物理学と心理学の両分野において博士号を持ち、身体意識的アプローチでトラウマを治療するソマティック・エクスペリエンシング（Somatic Experiencing®）の開発者。スペースシャトル開発計画時にはNASAのストレス・コンサルタントを務めた。大規模な災害および民族・政治的対立への対応を検討する、「社会的責任に関する心理学者の国際問題特別委員会」のメンバーであった。本書『ソマティック・エクスペリエンシング入門』（*Waking the Tiger*）は33カ国で出版され100万部を超えるベストセラー。

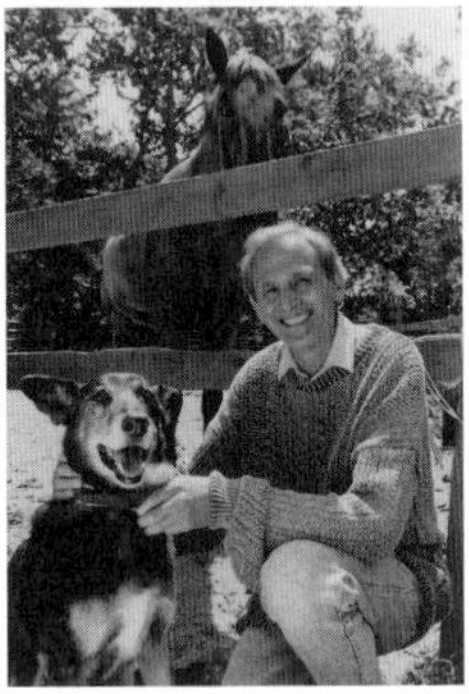

Gerry Greenberg

身体心理療法の分野への独自の貢献が称えられ、2010年には米国身体心理療法学会（USABP）から功労賞生涯業績賞を贈られた。また、ライス・デイヴィス小児研究所からも小児の精神医学に関する業績を認められている。

トレーニング、プロジェクトおよび著作の詳細については以下のサイトを参照（英文）。

https://traumahealing.org/

https://www.somaticexperiencing.com/

■訳者紹介

花丘ちぐさ　*Chigusa Theresa Hanaoka*

ポリヴェーガル・インスティテュート・インターナショナル・パートナー

ソマティック・エクスペリエンシング®・ファカルティ

桜美林大学非常勤講師

早稲田大学教育学部国語国文学科卒業、米国ミシガン州立大学大学院人類学専攻修士課程修了、桜美林大学大学院国際人文社会科学専攻博士課程修了。博士（学術）。公認心理師。社団法人日本健康心理学会公認指導健康心理士。A級英語同時通訳者。

著書に『その生きづらさ、発達性トラウマ？』、訳書にS・W・ポージェス『ポリヴェーガル理論入門』、P・A・ラヴィーン『トラウマと記憶』（以上、春秋社）、他多数。

国際メンタルフィットネス研究所 代表　http://i-mental-fitness.co.jp/

ポリヴェーガル・インスティテュート・ジャパン 代表

https://polyvagalinstitutejapan.jimdofree.com/

ソマティック・エクスペリエンシング入門
トラウマを癒す内なる力を呼び覚ます

2024年 3 月20日　第 1 刷発行

著者――――ピーター・A・ラヴィーン、アン・フレデリック
訳者――――花丘ちぐさ
発行者―――小林公二
発行所―――株式会社 **春秋社**
〒101-0021東京都千代田区外神田2-18-6
電話03-3255-9611
振替00180-6-24861
https://www.shunjusha.co.jp/
印刷所―――株式会社 太平印刷社
製本所―――ナショナル製本協同組合
装丁――――高木達樹

2024 ©Printed in Japan
ISBN978-4-393-36572-4　C0011
定価はカバー等に表示してあります